Elena Becerra
Inmaculada de la Torre
Geraldine Cambridge

Artrite reumatoide e terapia de depleção de células B

Elena Becerra
Inmaculada de la Torre
Geraldine Cambridge

Artrite reumatoide e terapia de depleção de células B

Relações entre a expressão dos receptores de ligação do fator de ativação das células B e os padrões de recaída clínica

ScienciaScripts

Imprint
Any brand names and product names mentioned in this book are subject to trademark, brand or patent protection and are trademarks or registered trademarks of their respective holders. The use of brand names, product names, common names, trade names, product descriptions etc. even without a particular marking in this work is in no way to be construed to mean that such names may be regarded as unrestricted in respect of trademark and brand protection legislation and could thus be used by anyone.

Cover image: www.ingimage.com

This book is a translation from the original published under ISBN 978-620-2-30743-7.

Publisher:
Sciencia Scripts
is a trademark of
Dodo Books Indian Ocean Ltd. and OmniScriptum S.R.L publishing group

120 High Road, East Finchley, London, N2 9ED, United Kingdom
Str. Armeneasca 28/1, office 1, Chisinau MD-2012, Republic of Moldova, Europe
Printed at: see last page
ISBN: 978-620-8-24862-8

ÍNDICE

ABREVIATURAS E ACRÓNIMOS

Ab: Antibody

ACPA: antibodies to citrullinated peptide antigens

ACR: American College of Rheumatology

Ag: Antigen

ANCA: Antineutrophil cytoplasmic antibody

BAFF / BLyS: B-cell activating factor / B-lymphocyte stimulator

BAFFR-R / BR3: B-cell activating factor receptor

BBRs: BAFF binding receptors

BCDT: B cell depletion therapy

BCMA: B cell maturation antigen

BCR: B-cell receptor;

BM: Bone marrow

C-R: concordant relapse

CD: clusters of differentiation

CD40L: CD40 ligand

CDR: complementary determinant region

CRP: C reactive protein

CSR: class switch recombination

CVID: common variable immunodeficiency

CYC: Cyclophosphamide

DAS: Disease activity score

D-C: discordant relapse

DMARDS: Disease-modifying antirheumatic drugs

ESR: erythrocyte sedimentation rate

EULAR: European League Against Rheumatism

FACS: fluorescence activated cell-sorter

FITC: fluorescein isothiocyanate

GC: germinal centre

HACAs: human anti-chimaeric Ab

HC: Healthy controls

Ig: immunoglobulin

IL: interleukin

ISC: Immunoglobulin secreting cells

MFI: mean fluorescence intensity

MM: multiple myeloma

MTX: methotrexate

MZ: marginal zone

PBMC: peripheral blood mononuclear cells

PE: phycoerythrin

PerCP-Cy5.5: peridinin chlorophyll protein cyanin

PEX: plasma exchange

RA: Rheumatoid arthritis

RHF: Rheumatoid factor

RTX: Rituximab

SER: Sociedad Española de Reumatología

SHM: somatic hypermutation

SLE: systemic lupus erythematosus

SS: Sjögren syndrome

TACI: transmembrane activator and Calcium signal modulating cyclophilic ligand interactor

TLR: Toll-like receptor

TNF: tumor necrosis factor

TTP: thrombotic thrombocytopaenic purpura;

UCL: University College London

CAPÍTULO 1

RESUMO

Introdução

A Artrite Reumatoide (AR) é uma doença inflamatória sistémica crónica com envolvimento das articulações e caraterísticas extra-articulares. É a artrite inflamatória mais comum, afectando 0,5-1% da população geral em todo o mundo. A AR e outras doenças auto-imunes são caracterizadas pela produção de auto-anticorpos. O tratamento da AR inclui fármacos antirreumáticos modificadores da doença (DMARD) convencionais e biológicos, entre os quais o Rituximab (RTX) é um anticorpo monoclonal (Ab) quimérico ratinho-humano dirigido à molécula CD20. É também utilizado no tratamento de outras doenças auto-imunes, como o lúpus eritematoso sistémico e a púrpura trombocitopénica trombótica (PTT).

A terapêutica de depleção de células B baseada em RTX foi utilizada pela primeira vez na University College London (UCL) em 1998; de acordo com os seus primeiros resultados, descreveram dois padrões de recaída: coincidente com o regresso das células B (recaída concordante - C-R) ou "retardada" que ocorre meses após o regresso das células B (recaída discordante - D-R).

O fator de ativação das células B (BAFF) desempenha um papel essencial na maturação, homeostase e sobrevivência das células B. O BAFF pode ligar-se a 3 receptores (receptores de ligação do BAFF (BBRs): BAFF-recetor (BAFF-R ou BR3), ativador transmembranar e interativo do ligando ciclofílico modulador do sinal de cálcio (TACI) e antigénio de maturação das células B (BCMA). Os 3 BBRs são expressos de forma diferente nas células B durante o desenvolvimento. Os níveis séricos de BAFF aumentam durante a depleção de células B após RTX, e diminuem progressivamente após o repovoamento de células B. O estudo anterior realizado em doentes com AR recorrente após RTX encontrou uma expressão reduzida de BAFF-R em células B naive e de memória, especialmente em doentes C-R.

A presente tese centra-se inicialmente numa revisão da coorte de doentes com AR tratados com RTX na UCL, para calcular a frequência dos padrões C-R e D-R. Em seguida, é efectuado um estudo da família BAFF e dos três BBR (BAFF-R, TACI e BCMA) em doentes com AR, procurando possíveis diferenças nos padrões de recaída. Finalmente, foi efectuado um estudo comparativo entre doentes com PTT e doentes com AR. A PTT é também uma doença diretamente associada à produção de auto-anticorpos. Ao contrário da AR, os doentes com PTT mantêm-se normalmente em remissão após um único ciclo de RTX, o que facilita o estudo dos efeitos a longo prazo do RTX nas subpopulações de células B e no sistema BAFF/BAFF-R, anos após a administração da terapêutica.

Hipótese:

Os dois padrões diferentes de recaída após o repovoamento das células B na sequência da terapia de depleção de células B (BCDT) baseada no Rituximab (RTX) poderiam ser explicados por diferenças na expressão dos receptores de ligação do fator de ativação das células B (BAFF) (BBRs).

Objectivos:

Objetivo principal:

- □ Analisar os subconjuntos de células B, os níveis de BAFF e a expressão de BBR em controlos saudáveis e doentes com AR, divididos em três grupos: pré-RTX, C-R e D-R.

Objectivos secundários:

- □ Realizar um estudo observacional retrospetivo da coorte de AR tratada com RTX na UCL, analisando o padrão de recaída após um ciclo.
- □ Realizar um estudo comparativo entre pacientes com AR e TTP, analisando subconjuntos de células B, níveis de BAFF e expressão de BAFF-R.

Material e métodos

- □ Análise da coorte de doentes com AR tratados com RTX na UCL entre 19982012, recolhendo dados demográficos e laboratoriais, tratamentos prévios e concomitantes, contagem de células B CD19+ por citometria de fluxo, e tempo entre o tratamento e o repovoamento, e entre o repovoamento e a recaída.

- □ Análise das subpopulações de células B, níveis séricos de BAFF e expressão de BBR (BAFF-R, TACI e BCMA) em pacientes com AR tratados com RTX. Foram selecionados 37 doentes com AR, divididos em 3 grupos: Doentes com AR pré-RTX, doentes com AR em recaída após RTX, divididos em 2 grupos de acordo com o seu padrão de recaída: C-R e D-R. Foram efectuados estudos de citometria de fluxo para estudos de subpopulações de células B, de acordo com a classificação IgD/CD38, e a expressão de BBR foi calculada para cada subpopulação de células B. Os níveis de BAFF foram quantificados com um teste ELISA.

- □ Análise das subpopulações de células B, dos níveis séricos de BAFF e da expressão de BAFF-R em doentes com TTP, comparando os resultados com doentes com AR. Foram obtidas amostras de 19 doentes com TTP e foram selecionados 6 doentes com AR para o estudo comparativo. Foram efectuados estudos de citometria de fluxo para o estudo das subpopulações de células B, de acordo com a classificação IgD/CD27, e a expressão de BBR foi calculada para cada subpopulação de células B. Os níveis de BAFF foram quantificados com um teste ELISA.

Resultados

271 doentes receberam RTX no departamento de Reumatologia da UCL entre 1998 e 2012. O total de pacientes-ano de acompanhamento foi de 886,05 e o número total de ciclos administrados foi de 910. Foram selecionados doentes com boa resposta após 1 ciclo de RTX,

num total de 168 doentes que tinham sido seguidos pelo menos até à primeira recaída, que ocorreu 4 a 45 meses após o primeiro ciclo. Setenta por cento (118 pat) dos doentes analisados apresentaram um padrão C-R. O tempo médio para o repovoamento nestes doentes foi de 7,1 meses (intervalo de 3-20 meses), enquanto o tempo médio para a recaída foi de 7,7 meses (intervalo de 3-20 meses). Trinta por cento (50 pat) dos doentes analisados apresentaram este padrão de recidiva. O tempo médio para o repovoamento foi de 7,8 meses (intervalo de 3 a 20 meses), enquanto o tempo médio para a recidiva foi de 17,4 meses (intervalo de 6 a 67 meses).

O estudo do fenótipo e da BBR em doentes com AR analisados antes do RTX e na recaída (C-R ou D-R) após o repovoamento das células B mostrou uma % mais elevada de células B de transição nos doentes C-R, enquanto os doentes D-R tinham uma % mais elevada de células B maduras naive. A expressão de BAFFR+ve % foi significativamente reduzida em todos os doentes após o tratamento com RTX, com uma diminuição mais profunda nos doentes C-R. A análise da expressão de TACI mostrou uma diminuição da % de células B de memória TACI+ve nos doentes pós-RTX. A análise do BCMA não apresentou resultados relevantes. Foi observada uma correlação direta significativa entre a expressão de BAFFR+ve % e o tempo decorrido desde o repovoamento até à recaída nas células B naive (ambos os subtipos) e nas células B pós-centro germinal. Foi encontrada uma correlação inversa significativa entre os níveis de BAFF e a expressão de BAFFR+ve % em todas as subpopulações de células B, exceto nos plasmablastos.

No estudo comparativo da AR e da PTT em doentes em repovoamento após RTX, o repovoamento começou com uma elevada percentagem de células B naive em ambas as doenças. Nos doentes com TTP em remissão 10-68 meses após o RTX, a maioria das células B ainda era ingénua, com uma recuperação parcial da percentagem de células B de memória, dependendo do tempo decorrido após o RTX. Aquando do repovoamento, a expressão de BAFF-R estava diminuída tanto nos doentes com AR como nos doentes com PTT; a expressão de BAFF-R tinha aumentado nos doentes com PTT em remissão, com um aumento gradual relacionado com o tempo após a terapia. Foi encontrada uma correlação inversa significativa entre os níveis de BAFF e a expressão de BAFFR+ve % em todos os subtipos de células B.

Conclusões

Existem dois padrões claros de recaída após repopulação em doentes com AR tratados com RTX, com 70% dos doentes a apresentarem um padrão C-R e 30% dos doentes a apresentarem um padrão D-R neste estudo. A monitorização da depleção e repopulação de células B por citometria de fluxo de alta sensibilidade é útil para identificar a duração do ciclo de cada doente e pode ser utilizada na prática clínica diária.

O processo de repovoamento das células B após RTX em doentes com AR e TTP segue um padrão semelhante ao da ontogenia, com uma frequência mais elevada de células B naive e uma regeneração mais tardia do pool de células B de memória. A RTX produz efeitos a longo prazo na população de células B, com uma % elevada persistente de células B naive e uma % reduzida de células B de memória anos após o tratamento, como se observa em doentes com TTP em remissão a longo prazo após um ciclo de RTX.

A expressão de BAFFR é mais baixa aquando do repovoamento após RTX em ambas as doenças estudadas, e tende a aumentar com o tempo. O mecanismo de recaída nos doentes com C-R seria independente do sistema BAFF/BBR, mas nos doentes com D-R a expressão de BAFF-R aumenta gradualmente ao longo do tempo, pelo que o seu mecanismo de recaída seguiria uma via mais "normal" com o desenvolvimento e a maturação das células B dependentes do sistema BAFF/BBR. A importância do TACI e do BCMA não é clara, e os resultados deste estudo não foram conclusivos. Em conclusão, embora tenham sido encontradas diferenças na expressão de BBR entre doentes com AR com um padrão C-R e D-R, a monitorização da expressão de BAFF e BBR não fornece dados adicionais que ajudem a prever o padrão de recaída num doente com AR tratado com RTX, pelo que não pode ser sugerida para a prática clínica diária.

Palavras-chave: artrite reumatoide, células B, rituximab, fator de ativação das células B (BAFF), recetor do fator de ativação das células B (BAFF-R), púrpura trombocitopénica trombótica.

CAPÍTULO 2

INTRODUÇÃO

Artrite reumatoide

A Artrite Reumatoide (AR) é uma doença inflamatória sistémica crónica com envolvimento das articulações e caraterísticas extra-articulares. A apresentação clínica é caracterizada por dor e inchaço simétricos, particularmente nas pequenas articulações da mão, e é frequentemente acompanhada por rigidez e fadiga. As caraterísticas extra-articulares incluem o envolvimento pulmonar, cardíaco, ocular ou cutâneo, bem como o desenvolvimento de nódulos reumatóides ou de uma vasculite sistémica.

A AR é a artrite inflamatória mais comum, afectando 0,5-1% da população geral em todo o mundo. É mais comum nas mulheres (proporção de 3:1) [1]. É mais frequente em idades entre os 40-60 anos, mas pode desenvolver-se em qualquer idade.

O Colégio Americano de Reumatologia (ACR) publicou os critérios iniciais em 1987, que incluíam: rigidez matinal, artrite de 3 ou mais articulações, artrite nas articulações das mãos, artrite simétrica, nódulos reumatóides, fator reumatoide sérico (RHF) e alterações radiográficas (erosões). Quatro dos 7 critérios tinham de estar presentes durante pelo menos 6 semanas [2].

Tabela 1: Critérios ACR revistos de 1987 para o diagnóstico de AR

Criterion	Definition
1. Morning stiffness	Morning stiffness in and around the joints, lasting at least 1 hour before maximal improvement
2. Arthritis of 3 or more joint areas	At least 3 joint areas simultaneously have had soft tissue swelling or fluid (not bony overgrowth alone) observed by a physician. The 14 possible areas are right or left PIP, MCP, wrist, elbow, knee, ankle, and MTP joints
3. Arthritis of hand joints	At least 1 area swollen (as defined above) in a wrist, MCP, or PIP joint
4. Symmetric arthritis	Simultaneous involvement of the same joint areas (as defined in 2) on both sides of the body (bilateral involvement of PIPs, MCPs, or MTPs is acceptable without absolute symmetry)
5. Rheumatoid nodules	Subcutaneous nodules, over bony prominences, or extensor surfaces, or in juxtaarticular regions, observed by a physician
6. Serum rheumatoid factor	Demonstration of abnormal amounts of serum rheumatoid factor by any method for which the result has been positive in <5% of normal control subjects
7. Radiographic changes	Radiographic changes typical of rheumatoid arthritis on posteroanterior hand and wrist radiographs, which must include erosions or unequivocal bony decalcification localized in or most marked adjacent to the involved joints (osteoarthritis changes alone do not qualify)

Arnett et al, 1988. The American Rheumatism Association 1987 revised criteria for the classification of rheumatoid arthritis

Os critérios de diagnóstico foram recentemente redefinidos na publicação colaborativa do American College of Rheumatology/European League Against Rheumatism (ACR/EULAR). Classificam a doença como "AR definitiva" pela confirmação de sinovite em pelo menos uma articulação, ausência de um diagnóstico alternativo que explique melhor a sinovite e obtenção de uma pontuação total de 6/10 em 4 domínios: número e locais das articulações envolvidas (0-5), anomalia serológica (0-3) (incluindo RHF e anticorpos contra antigénios de péptidos citrulinados (ACPA), resposta de fase aguda elevada: taxa de sedimentação de eritrócitos (ESR) ou proteína C reactiva (CRP) (0-1) e duração dos sintomas [3].

Quadro 2: Critérios de classificação ACR/EULAR 2010 para a AR

Classification criteria for RA (score-based algorithm: add score of categories A-D; a score of ≥6/10 is needed for classification of a patient as having definite RA)‡	
A. Joint involvement§	
1 large joint¶	0
2–10 large joints	1
1–3 small joints (with or without involvement of large joints)**	2
4–10 small joints (with or without involvement of large joints)	3
>10 joints (at least 1 small joint)††	5
B. Serology (at least 1 test result is needed for classification)‡‡	
Negative RF *and* negative ACPA	0
Low-positive RF *or* low-positive ACPA	2
High-positive RF *or* high-positive ACPA	3
C. Acute-phase reactants (at least 1 test result is needed for classification)§§	
Normal CRP *and* normal ESR 0	0
Abnormal CRP *or* normal ESR 1	1
D. Duration of symptoms¶¶	
<6 weeks	0
≥6 weeks	1

Aletaha et al, 2010. 2010 rheumatoid arthritis classification criteria: an American College of Rheumatology/European League Against Rheumatism collaborative initiative.

A artrite ativa não controlada causa lesões nas articulações, incapacidade e diminuição da qualidade de vida. Por conseguinte, atualmente, segue-se uma estratégia de tratamento até ao alvo, com o objetivo de atingir uma meta de remissão ou de baixa atividade da doença em todos os doentes [4]. O tratamento da AR baseia-se na utilização de medicamentos anti-reumáticos modificadores da doença (DMARD), que reduzem a sinovite, a inflamação sistémica e a progressão da lesão articular. Os DMARD convencionais incluem agentes químicos como o metotrexato (MTX), a sulfassalazina ou a leflunomida. As DMARD biológicas incluem os inibidores do fator de necrose tumoral (anti-TNF), o agente anti-CD20 rituximab (RTX), o inibidor da coestimulação das células T abatacept e o anticorpo monoclonal bloqueador do recetor da interleucina (IL)-6 tocilizumab [5].

A produção de auto-anticorpos é caraterística da maioria das doenças auto-imunes, incluindo a AR. Aparecem no soro de doentes com AR muitos anos antes do início da doença, o que sugere uma quebra precoce da tolerância das células B [6]. As células B normais produzem anticorpos (Ab) para antigénios estranhos, mas qualquer mutação aleatória de Ig durante as respostas imunitárias a qualquer antigénio (Ag) pode alterar a conformação do local de ligação do Ag. Se este novo local de ligação ao Ag interagir com um Ag próprio de forma a gerar sinais positivos de sobrevivência, o linfócito B pode sobreviver e proliferar, como uma célula B auto-reactiva, produzindo Ab contra Ag endógenos, conhecidos como auto-anticorpos [7].

As células B em desenvolvimento estão sujeitas a dois pontos de controlo. O primeiro ocorre na medula óssea (MO), entre o estádio de células B imaturas e imaturas iniciais. As células B auto-reactivas ou são eliminadas por deleção ou perdem a auto-reatividade através de um processo denominado edição do recetor; sinais BCR muito fortes conduzem geralmente à morte na MO [8]. O segundo ponto de controlo ocorre no baço e na circulação, onde as células B de transição se diferenciam a caminho de se tornarem células B maduras foliculares ou da zona marginal; normalmente, os clones auto-reactivos menos ávidos tornam-se anérgicos e perdem-se neste ponto, não conseguindo entrar no grupo de células B maduras naive de longa duração [9].

No entanto, os doentes com AR apresentam pontos de controlo de tolerância das células B centrais e periféricas defeituosos, o que permite a acumulação de células B autoreactivas maduras e ingénuas periféricas que podem reconhecer os autoantigénios clássicos da AR com baixa afinidade e, por conseguinte, produzir autoanticorpos [10].

Subpopulações de células B

Nos seres humanos, todas as células B têm origem em precursores comuns na medula óssea (BM). As células B localizam-se na MO, no sangue periférico e nos tecidos linfóides secundários, dependendo do seu estádio de maturação, ativação e diferenciação, e distinguem-se com base na expressão diferencial de vários marcadores de superfície (clusters de diferenciação (CD) e isótipos de imunoglobulina (Ig) de superfície. A Ig de superfície está associada a outras moléculas, principalmente CD19 e CD21, constituindo o recetor de antigénio das células B (BCR).

O desenvolvimento das células B envolve uma primeira fase independente de antigénio na BM e uma fase posterior dependente de antigénio nos tecidos linfóides secundários. Os precursores das células B (células pró-B e células pré-B) encontram-se na MO e as células B de transição, maduras, de memória e os plasmablastos encontram-se no sangue periférico. Os plasmoblastos são células produtoras de anticorpos recentemente diferenciadas, normalmente de curta duração, mas que podem recircular e deslocar-se para tecidos como a mucosa ou a BM, onde podem diferenciar-se em plasmócitos totalmente maduros, que raramente são observados no sangue periférico. Os centroblastos e os centrócitos encontram-se nos tecidos linfóides secundários, participando nas reacções dos centros germinativos, e não estão presentes no sangue periférico [11].

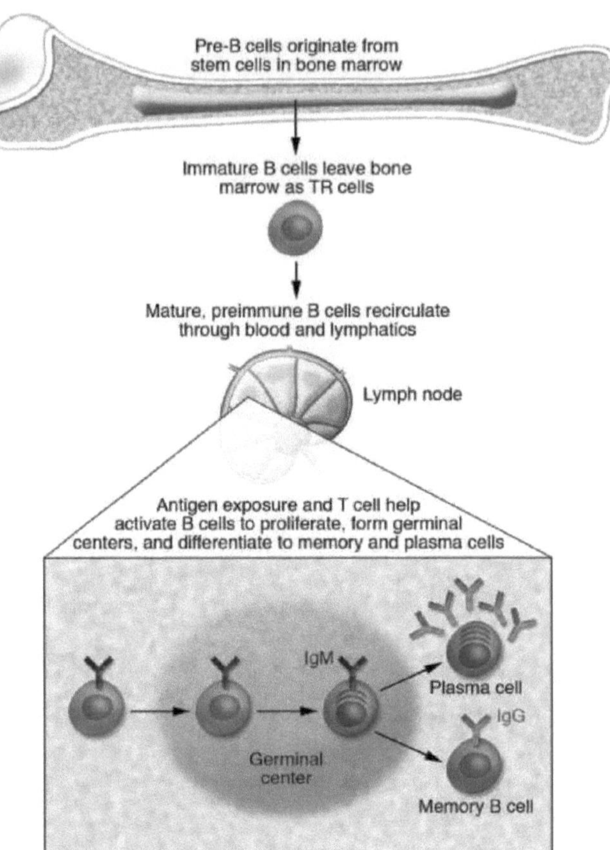

Figura 1: Diferenciação e ativação das células B.

As células B originam-se e completam as fases iniciais de diferenciação e maturação na medula óssea. As células B imaturas saem da medula óssea e passam para a circulação como células B de transição, completando depois a maturação nos tecidos linfóides. Se forem activadas por Ag e pela ajuda de células T, as células B proliferam e formam centros germinativos, culminando na geração de células de memória e plasmáticas. *Modificado para RA de Cancro et al 2009. "O papel do estimulador de linfócitos B (BLyS) no lúpus eritematoso sistémico".*

A figura seguinte mostra mais pormenorizadamente o desenvolvimento das células B e os marcadores de superfície caraterísticos de cada subpopulação de células B.

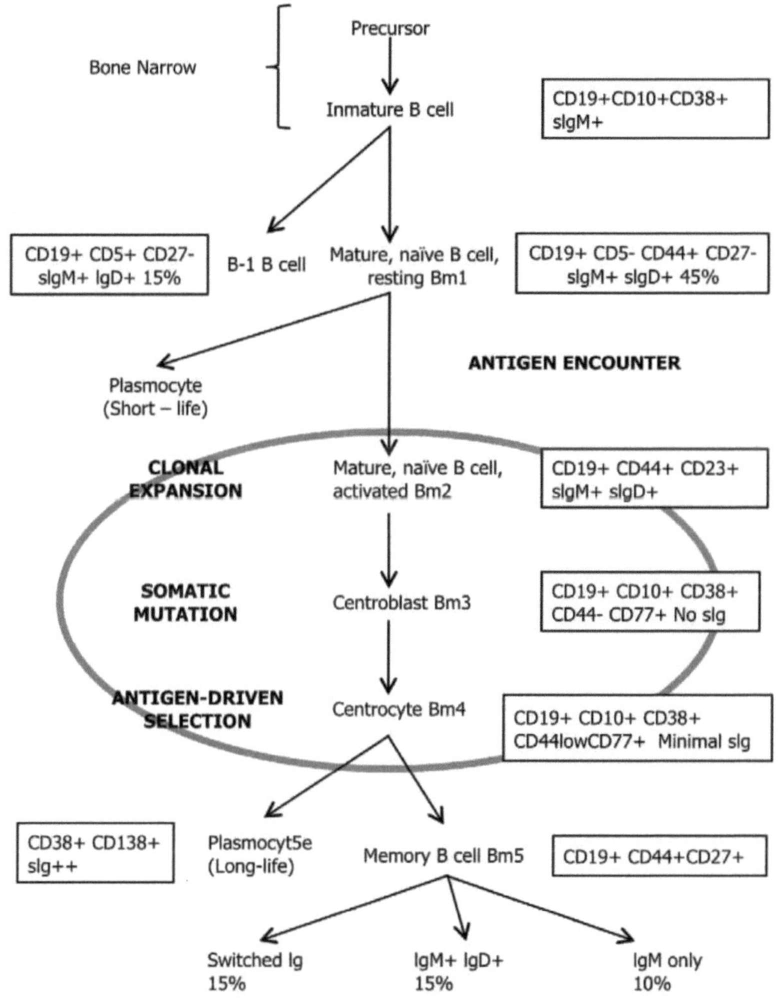

Figura 2: Desenvolvimento das células B e marcador de superfície caraterístico de cada subpopulação de células B.

As células B de memória eram tradicionalmente caracterizadas pelo marcador CD27, incluindo células B IgM+IgD+, apenas IgM- e células IgM-IgD- comutadas [12]. No entanto, mais tarde foi descrita a existência de células B de memória CD27- com comutação de isótipos que expressam um recetor mutado, diferente do subconjunto tradicional de células B naive CD27-

[13]. A figura seguinte mostra um exemplo de um estudo de citometria de fluxo utilizando marcadores IgD/CD27.

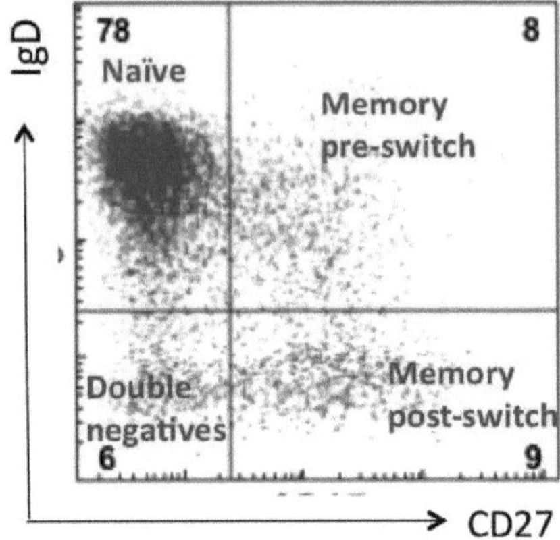

Figura 3: Subpopulações de linfócitos B de acordo com os marcadores de superfície IgD/CD27. As subpopulações de células B descritas são: células B naive (IgD+CD27-), memória pré-switch (IgD+CD27+), memória pós-switch (IgD-CD27+) e células B de memória duplamente negativas (IgD-CD27-). *Modificado de Berkowska et al, "Human memory B cells originate from three distinct germinal center-dependent and - independent maturation pathways" (Células B de memória humanas originadas de três vias distintas de maturação dependentes e independentes do centro germinal).*

Berkowska et al descrevem três vias diferentes de maturação de células B de memória dependentes e independentes de GC: As células B CD27-IgG+ e CD27+IgM+ derivam de reacções GC primárias, e as células B CD27+IgA+ e CD27+IgG+ derivam de respostas GC consecutivas (via 1); as células B efectoras naturais e as células B de memória CD27-IgA+ têm uma proliferação limitada, o que reflecte uma origem independente de GC; as células efectoras naturais têm origem, em parte, na zona marginal esplénica (via 2); as células CD27-IgA+ partilham caraterísticas com as células B IgA+ da lâmina própria do intestino, sugerindo a sua origem comum a partir de respostas locais independentes dos GC (via 3) [14].

Bohnhorst et al. descreveram subpopulações de células B periféricas de acordo com a classificação IgD/CD38, em combinação com o marcador de células B de memória CD27 [15]. Desta forma, conseguiram clarificar quais as células da classificação IgD/CD38 que eram células B de memória. Para além das células B de memória do centro pós-germinal (pós-GC: IgD-

CD38+), definiram dois subtipos de células B de memória CD38-: IgD+ (IgD+ memória em repouso) ou IgD- (IgD- memória em repouso).

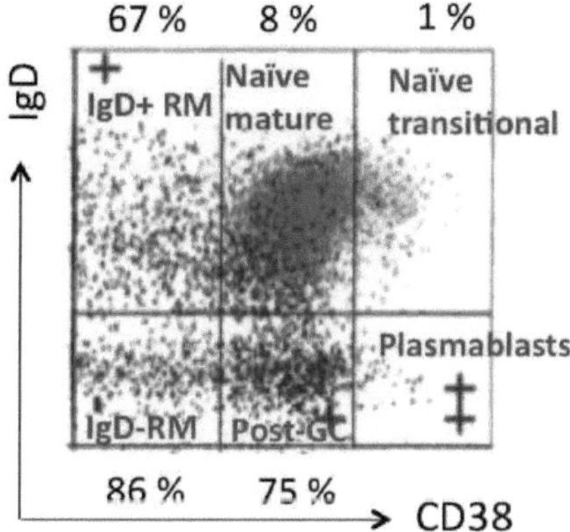

Figura 4: Subpopulações de células B de acordo com os marcadores de superfície IgD/CD38, em combinação com o marcador de memória de células B CD27.

As células pretas são CD27+; % indica a percentagem do subtipo de células que é CD27+. As subpopulações de células B descritas são: naive transicional (IgD+CD38++), naive madura (IgD+CD38+), IgD- memória em repouso (IgD- CD38-), IgD+ memória em repouso (IgD+CD38-), memória pós-GC (IgD-CD38+) e plasmablastos (IgD- CD38++/+++). *Modificado de Bohhhorst et al. "Bm1-Bm5 classification of peripheral blood B cells reveals circulating germinal center founder cells in healthy individuals and disturbance in the B cell subpopulations in patients with primary Sjogren's syndrome" [Classificação Bm1-Bm5 das células B do sangue periférico revela células fundadoras do centro germinal circulantes em indivíduos saudáveis e perturbações nas subpopulações de células B em doentes com síndrome de Sjogren primária].*

Por conseguinte, a combinação dos marcadores IgD/CD27/CD38 facilita a

equivalência dos diferentes subconjuntos de células B de memória descritos. As células B de memória em repouso IgD+ seriam equivalentes às células B de memória pré-comutação e as células B de memória em repouso IgD e pós-GC seriam equivalentes às células B de memória pós-comutação.

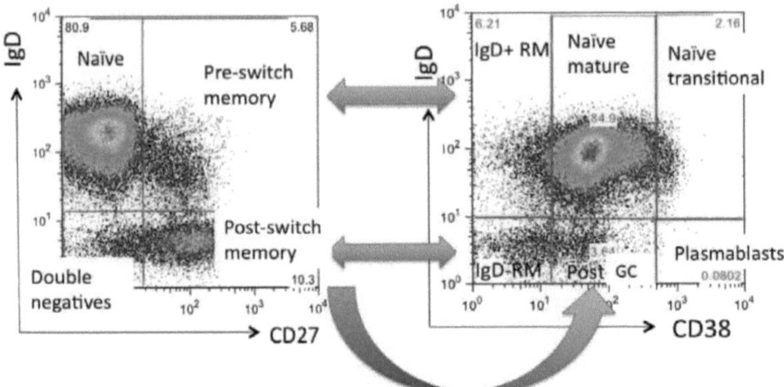

Figura 5: Equivalência entre os diferentes subtipos de células B de memória.

As células B de memória em repouso IgD+ seriam equivalentes às células B de memória pré-comutação e as células B de memória em repouso IgD e pós-GC seriam equivalentes às células B de memória pós-comutação.

A memória imunológica reside nas células B e T de longa duração derivadas da resposta imunitária inicial. Após o reconhecimento do Ag, as células B maduras proliferam e podem otimizar ainda mais a ligação ao antigénio através de hipermutação somática (SHM), introduzindo mutações pontuais nos exões V(D)J das suas cadeias pesadas e leves de Ig, e selecionando mutantes de elevada afinidade [16]. Além disso, as funções efectoras dos Ab podem ser modificadas por recombinação de comutação de classe de Ig (CSR), alterando o isótipo da região constante *da IGH* de υ para α□δ□ε ou γ [17].

Os centros germinais (CG) são estruturas especializadas nos órgãos linfóides secundários envolvidos na maturação da afinidade das respostas dependentes de T através da proliferação,

SHM, CSR e seleção de células B responsivas a Ag. A zona marginal esplénica (MZ) é uma estrutura em anel em torno dos folículos de células B no baço, composta principalmente por linfócitos B MZ que respondem a Ag independente de T. As células B da MZ são caracterizadas por um fenótipo sIgM $sIgD^{highlow}$ CD27+ [18].

O reconhecimento de Ag ocorre através do BCR, mas as células B necessitam de um segundo sinal para serem activadas. Nas respostas das células B dependentes de células T, as células T activadas fornecem um sinal através do ligando CD40 (CD40L) que interage com o CD40 nas células B. Estas são caracterizadas pela formação de CG, proliferação extensiva de células B, maturação de afinidade e RSE de Ig, formando células B de memória de alta afinidade e células plasmáticas secretoras de Ig [19]. As células B também respondem a Ag independente das células T, no MZ esplénico e nos tecidos das mucosas [20].

As células B conduzem os processos inflamatórios envolvidos na AR através de diferentes mecanismos. São os precursores dos plasmócitos de curta duração que produzem auto-anticorpos, capazes de formar pequenos complexos imunes. Estes interagem com o recetor de Ig Fcγ tipo IIIa (FcγIIIa) em macrófagos nas articulações e noutros tecidos [7], que podem ser responsáveis pela produção de citocinas pró-inflamatórias [21, 22]. As células B são também células apresentadoras de antigénios e activadoras de células T [23].

Terapia de depleção de células B baseada em Rituximab®

O Rituximab® (RTX) é um Ab monoclonal quimérico ratinho-humano dirigido à molécula CD20 expressa na superfície das células B humanas. Foi desenvolvido para o tratamento do linfoma não-Hodgkin de células B, tendo sido aprovado pela primeira vez em 1997 [24, 25]. Foi licenciado para o tratamento da AR refractária em 2006 e para o tratamento da poliangeíte granulomatosa ativa grave (granulomatose de Wegener) e da poliangeíte microscópica em 2014. É amplamente utilizado noutras doenças auto-imunes, como o lúpus eritematoso sistémico (LES) ou a púrpura trombocitopénica trombótica (PTT).

O CD20 é uma fosfoproteína não glicosilada expressa em níveis elevados na superfície de quase todas as células B. Reside nos domínios das jangadas lipídicas da membrana plasmática, onde provavelmente funciona como "canal de cálcio operado por armazenamento" após a ligação do BCR ao antigénio [26]. Reside nos domínios das jangadas lipídicas da membrana plasmática, onde provavelmente funciona como um "canal de cálcio operado por armazenamento" após a ligação do BCR ao antigénio [26]. O CD20 permite a acumulação densa de anticorpos monoclonais na superfície da célula, não sendo internalizados nem eliminados da membrana plasmática, pelo que os anticorpos monoclonais persistem na superfície da célula durante períodos de tempo prolongados e permitem um ataque imunológico sustentado do complemento (citotoxicidade dependente do complemento) e dos efectores inatos que expressam receptores Fc (citotoxicidade celular dependente do Ab) [27].

A RTX conduzirá a uma grande depleção de células B periféricas no sangue periférico e noutros tecidos [28], mas a molécula CD20 não é expressa pelas células estaminais BM, pelos precursores iniciais das células B (células pró-B) [29] ou por plasmócitos totalmente diferenciados, que não seriam diretamente depletados pela RTX [29, 30]. Por conseguinte, espera-se que os plasmócitos de longa duração sobrevivam e conduzam a uma produção sustentada de imunoglobulinas, ao passo que as populações de curta duração não serão substituídas após a depleção dos seus precursores.

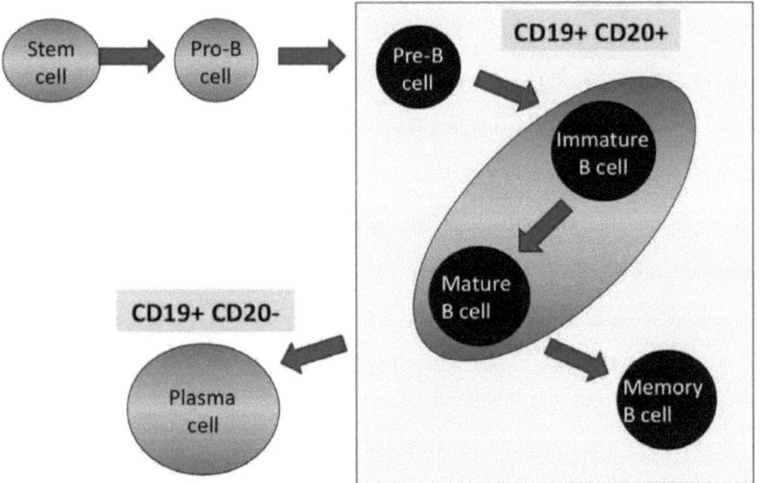

Figura 6: Células B CD20+.

O RTX depaupera as células B CD20 +, como se mostra na figura, não afectando as células estaminais, as células pró-B ou as células plasmáticas.

Os efeitos benéficos da depleção de células B podem atuar através da sua influência sobre os plasmócitos patogénicos auto-reactivos, afectando mais a imunidade humoral auto-reactiva do que a protetora, uma vez que os níveis de Ig protetora são normalmente mantidos [31].

Quando o RTX está presente no plasma, interfere com a citometria de fluxo na avaliação do CD20. Por conseguinte, é necessário um marcador de células B separado para avaliar o nível de linfócitos B. O CD19 é um marcador de superfície também presente nas células B, pelo que é utilizado para a análise das células B após a exposição do plasma ao RTX [32].

A repopulação de células B do sangue periférico começa geralmente 6-9 meses após a terapia e ocorre predominantemente com células B naive, sugerindo uma recapitulação da ontogenia normal das células B semelhante à observada após o transplante de medula óssea [33-35]. Foi investigado em diferentes doenças tratadas com BCDT com base em RTX, incluindo linfoma, LES e AR, apresentando resultados semelhantes, pelo que parece seguir o processo normal de ontogenia das células B [36-39].

Foi descrita a formação de Ab anti-quiméricos humanos (HACAs) após RTX, mas não foi encontrada associação entre HACAs e resposta clínica ou depleção em pacientes com AR [40]. Foi encontrada variabilidade nos níveis de RTX quando se compararam doentes com AR e LES 1 e 3 meses após BCDT, com uma depuração mais rápida de RTX em doentes com LES, o que pode explicar a depleção inadequada observada mais frequentemente em doentes com LES após BCDT [41].

Células B, Rituximab e Artrite Reumatoide

Hipotetizando sobre o papel das células B na patogénese da AR [42], a terapia de depleção de células B baseada em RTX foi usada pela primeira vez com sucesso para a Artrite Reumatoide (AR) na University College London (UCL), num estudo aberto de 5 doentes iniciado em 1998 [43]. Este estudo conduziu a um ensaio aleatório, controlado por placebo, que confirmou a sua eficácia e segurança em doentes com AR [32].

O RTX foi autorizado para o tratamento da AR refractária em 2006. Na Europa, está atualmente licenciado para doentes com AR que falharam pelo menos um agente anti-TNF. Existem provas suficientes para o utilizar como primeira terapêutica biológica em doentes que não podem receber medicamentos anti-TNF. Estão disponíveis na literatura dados sobre a eficácia e a segurança a longo prazo das fases de extensão aberta dos ensaios registados [44-48]. Um estudo recente da Liga Europeia

Contra o Reumatismo (EULAR) resume as recomendações para a utilização de RTX na AR [49].

A AR é uma doença heterogénea, provavelmente causada por diferentes mecanismos imunitários em diferentes subgrupos de doentes [50]. Os doentes com RHF positivo, ACPA e uma concentração sérica elevada de IgG respondem melhor à terapêutica com RTX, uma vez que são marcadores de uma doença induzida por células B. Os níveis de RhF e ACPA em doentes seropositivos não estão associados a uma resposta clínica específica [51].

Estudos com células B na AR

Os primeiros estudos de células B do sangue periférico da AR após BCDT [36, 37] revelaram uma depleção profunda de todas as subpopulações de células B periféricas após RTX. A maioria das células B residuais apresentou um fenótipo de memória ou de precursor de células plasmáticas CD20 negativo. Nenhum doente registou uma recaída da AR antes do repovoamento.

O gráfico seguinte mostra um exemplo de uma análise de citometria de fluxo num doente que tinha recebido RTX. Os linfócitos CD19+ periféricos ainda estavam empobrecidos 6 meses após a terapêutica. As células B identificadas são células B de memória e plasmablastos.

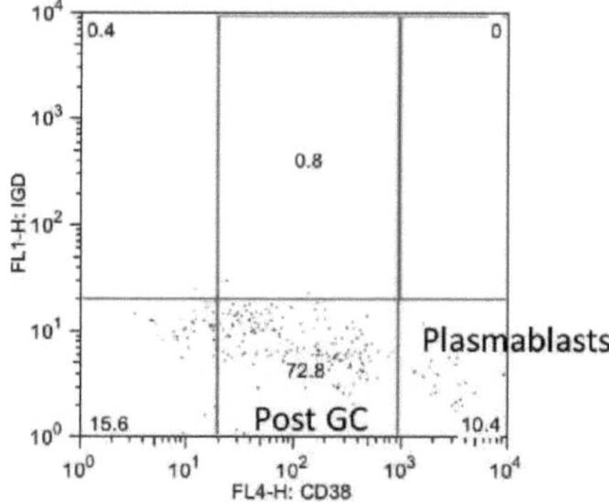

Figura 7: Estudo de citometria de fluxo de um doente que permaneceu depletado 6 meses após o tratamento.

As células B identificadas são células B de memória e plasmablastos; não existem células B naive.

A repopulação ocorre principalmente com células B naive, com o reaparecimento de células B naive de transição em primeiro lugar, que rapidamente se transformam em células B naive maduras [36, 37]. No entanto, o pool de células B de memória permanecerá baixo durante mais de 2 anos após um único ciclo de RTX, registando uma recuperação muito lenta [37]. Após um segundo ciclo, a reconstituição das células B segue um padrão semelhante [52]. A repopulação com um maior número de células B de memória [36, 52, 53] e de plasmablastos está associada a uma recaída mais precoce [36, 53].

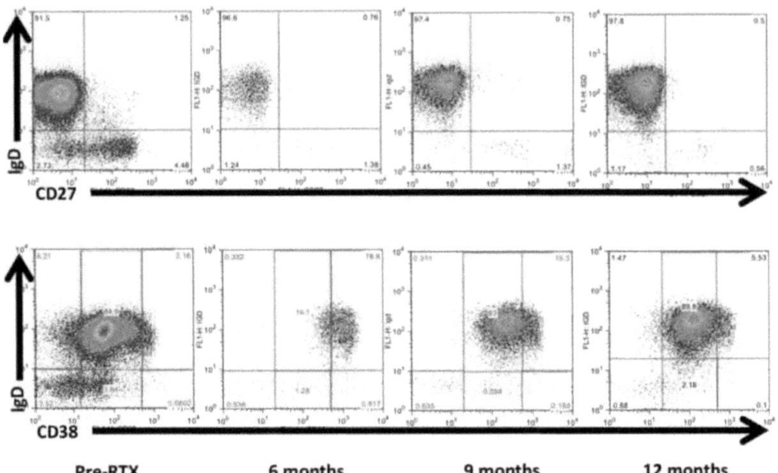

Figura 8: Estudo de citometria de fluxo pré e pós-RTX de acordo com os marcadores de superfície IgD/CD27 e IgD/CD38.

O doente foi estudado antes da terapêutica com RTX, 6 meses após o tratamento, aquando do repovoamento das células B periféricas, e depois 9 e 12 meses após o tratamento. As células B no repovoamento eram maioritariamente transicionais ingénuas, mas aos 9 e 12 meses a maioria transformou-se em células B maduras ingénuas; a % de células B memoráveis permanece baixa.

Dass et al estudaram a depleção de células B por citometria de fluxo de alta sensibilidade, encontrando células B pré-plasmáticas circulantes persistentes em alguns doentes com AR após BCDT, o que foi associado a respostas mais fracas [54]. Os mesmos autores demonstraram que um ciclo adicional de RTX pode melhorar a depleção de células B e a resposta clínica em doentes que não respondem ao ciclo inicial [55]. A depleção incompleta de células B no sangue periférico, definida por contagens de células B $>5x10^6$ células/L, é pouco frequente em doentes com AR submetidos a BCDT, mas é mais frequente no LES e noutras doenças auto-imunes [56].

Não é claro por que razão algumas células B de memória não são eliminadas pelo RTX. Uma percentagem mais elevada de células B de memória no pré-tratamento tem sido associada a uma pior resposta ao RTX [52, 57]. A depleção de células B em tecidos sólidos é significativa, mas não completa, e muito variável de indivíduo para indivíduo. A depleção é mais pronunciada no baço do que nos gânglios linfáticos, mas os dados são limitados porque esses estudos são efectuados em animais [28, 58]. As células B de memória residual podem, por conseguinte, sobreviver nos tecidos linfóides secundários e noutros órgãos sólidos. Estudos de BM efectuados após BCDT encontraram predominantemente precursores de células B, bem como plasmócitos CD20 e células B de memória circulantes [30, 59, 60].

Estudos *in vitro* demonstraram que as células B normais do sangue periférico humano incubadas com RTX inibem a proliferação de células B naive, mas não de células B de memória CD27+ [61]. Este facto pode sugerir que as células B expostas ao RTX mas não depletadas podem ter uma função alterada. No entanto, estas células residuais não são capazes de se expandir e repovoar, mas podem ser recrutadas numa resposta imunitária secundária [36].

As células plasmáticas não são diretamente depletadas pelos anticorpos anti-CD20, o que explica o facto de os níveis de Ig permanecerem dentro do intervalo normal após o tratamento com um ciclo de RTX. Os níveis séricos de auto-anticorpos, nomeadamente IgA-RF, IgG-RF, IgM-RF e ACPA, diminuem após o BCDT, numa proporção mais elevada do que os níveis totais de Ig ou de anticorpos antimicrobianos [62], sugerindo que os auto-anticorpos seriam produzidos por mais células plasmáticas de vida curta, que dependem da formação de novas células B. Por conseguinte, o BCDT diminuiria seletivamente as células plasmáticas de vida curta [31, 63, 64]. Foi relatado que os níveis de IgM, também produzidos por plasmócitos de vida curta, diminuem mesmo após o primeiro ciclo de RTX, com reduções incrementais após ciclos repetidos [63, 65-67]. No entanto, a IgG é produzida por plasmócitos de longa duração resistentes ao RTX, pelo que os níveis de IgG são mais robustos e registam quedas incrementais mais pequenas ao longo do tempo, tendendo a aumentar com o repovoamento [66].

Estudos sinoviais mostraram que o RTX pode diminuir as células B na sinóvia, mas a taxa de depleção é mais lenta do que no sangue periférico, sugerindo mecanismos de persistência de células B nesses locais, o que pode ser a razão pela qual a melhoria dos sintomas da AR após o RTX é retardada, apesar de uma rápida depleção de células B periféricas [64, 68]. Foram encontrados plasmócitos B persistentes na sinóvia num subgrupo de doentes, o que está relacionado com uma resposta mais fraca ao tratamento [69]. As células B de memória comutadas por classe também foram encontradas na sinóvia em articulações em erupção [64].

O tempo de repovoamento no sangue periférico após o BCDT depende provavelmente da extensão da depleção anterior, da depuração do fármaco e da capacidade do BM para regenerar células B [11]. Por vezes, as recaídas após um ciclo de RTX podem ocorrer devido à depleção incompleta dos tecidos linfóides secundários, onde podem sobreviver células B de memória auto-reactivas ou plasmócitos de longa duração, ou porque as células T de memória auto-reactivas ainda estão presentes e influenciam a autoimunidade mediada por células B [52, 70]. Além disso, noutros doentes será necessário gerar novos clones de células B que são precursores de plasmócitos produtores de auto-anticorpos [62].

A repopulação de células B não significa necessariamente que a AR irá recidivar. A recaída após o repovoamento na AR está intimamente ligada à diferenciação em células secretoras de imunoglobulinas (ISC), como demonstrado pelo aumento dos auto-anticorpos [62], pela maturação em fenótipo de memória CD27+ [71, 72] e pela presença de células plasmáticas circulantes [37, 64, 72]. Isto sugere que os factores que promovem a maturação das células B auto-reactivas em ISC, quer a partir de células B imaturas recém-geradas, quer a partir de células de memória resistentes a RTX ou de plasmablastos CD20, podem ser fundamentais para compreender os mecanismos subjacentes à recaída clínica [50].

Experiência com doentes com AR na UCL

O primeiro estudo aberto com RTX para a AR foi realizado na UCL em 1998. Cinco doentes com AR, que satisfaziam os critérios do American College of Rheumatology (ACR) para a AR, foram tratados com BCDT com base em RTX [43]. Os doentes eram todos RF+ e receberam RTX, ciclofosfamida (CYC) e esteróides orais. Às 26 semanas, todos os doentes satisfaziam os critérios de resposta ACR50. Três doentes satisfizeram os critérios de resposta ACR70. Dois doentes tiveram uma recaída às 28 e 38 semanas, coincidindo com o regresso das células B, mas em 2 doentes os linfócitos B regressaram sem recaída. O quinto doente referiu sentir-se bem, mas recusou mais visitas.

O segundo estudo efectuado na UCL incluiu 22 doentes que receberam 5 combinações diferentes de RTX, combinadas ou não com CYC e/ou esteróides orais [73]. Os doentes que receberam doses mais elevadas de RTX em combinação com CYC tiveram melhores respostas. Esse estudo conduziu a um ensaio clínico de fase II, aleatorizado e em dupla ocultação [32], em que os doentes foram escolhidos aleatoriamente para receber um de quatro tratamentos: metotrexato (MTX) (grupo de controlo); RTX (1000 mg nos dias 1 e 15); RTX + CYC; RTX + MTX. Todos os grupos de RTX mostraram pelo menos uma resposta ACR20 em comparação com o grupo MTX, concluindo que o tratamento proporcionou uma melhoria significativa em doentes com AR ativa apesar do MTX.

Nos primeiros 24 doentes estudados na UCL, aproximadamente metade dos casos recaíram na altura do regresso das células B circulantes e, na outra metade, a recaída foi adiada até mais 2,5 anos após o regresso das células B à periferia [36, 70, 74]. De acordo com estas observações, foram definidos dois padrões de recaída: coincidente com o regresso das células B (recaída concordante - C-R) ou "tardia", que ocorre meses após o regresso das células B (recaída discordante - D-R). Além disso, os doentes tendem a apresentar o mesmo padrão de recaída após os ciclos seguintes [70], o que é determinante para tratar preventivamente nos ciclos seguintes e evitar novas recaídas [75].

Opções de retratamento com RTX na AR

As opções de retratamento para RTX na AR incluem o tratamento em caso de exacerbação ou o retratamento regular de 6 em 6 meses, tal como apoiado pelo consenso atualizado de 2011 sobre a utilização de RTX na AR. O retratamento regular pode implicar o risco de sobretratamento em alguns doentes [49]. Contudo, se a doença ainda estiver ativa às 24 semanas, os doentes podem melhorar as suas respostas após um segundo ciclo de tratamento nessa altura [47, 48, 76]. A experiência na UCL mostra que os doentes tendem a responder a cada ciclo de RTX durante um período de tempo semelhante ao dos ciclos anteriores [70, 75], o que também é sugerido em doentes acompanhados em ensaios [77].

Um estudo efectuado entre a UCL e o Hospital Gregorio Maranon (Madrid) comparou a incidência de hipogamaglobulinemia em doentes com AR com um plano fixo de 6 meses de retratamento com RTX e doentes tratados a pedido de acordo com o plano da UCL. Descreveram uma maior diminuição dos níveis medianos de IgM e IgG após o quarto ciclo de RTX em doentes com um esquema fixo de 6 meses. Concluíram que este regime pode ser excessivo numa proporção de doentes, pelo que sugeriram um plano de tratamento individualizado para cada doente após ter atingido a remissão [78].

O calendário de retratamento com RTX não pode, portanto, ser predefinido e deve basear-se em decisões individuais, dependendo da atividade da doença do doente e da duração da resposta anterior. Na UCL, inicialmente os doentes acabavam por ter uma recaída e eram tratados de acordo com as suas necessidades clínicas. Ao longo dos últimos anos, o regime de retratamento foi optimizado e, atualmente, o retratamento aos 6 meses após o primeiro ciclo de RTX é considerado em doentes que responderam mas ainda têm doença ativa. Nos doentes com doença bem controlada, o retratamento é administrado aos primeiros sinais de regresso dos sintomas. O retratamento preventivo para conseguir um controlo sustentado da doença e evitar o seu agravamento é programado com base na duração da resposta dos doentes ao tratamento anterior, normalmente programado para cerca de 1 mês antes do momento previsto para a recaída [75].

Rituximab noutras doenças auto-imunes

O RTX foi autorizado para o tratamento da poliangeíte granulomatosa ativa grave (granulomatose de Wegener) e da poliangeíte microscópica. Também é amplamente utilizado noutras doenças auto-imunes, como o lúpus eritematoso sistémico (LES), a síndrome de Sjogren (SS), as miopatias inflamatórias ou a púrpura trombocitopénica trombótica (PTT), com vários relatórios e estudos que apoiam a sua eficácia, mas os ensaios clínicos não foram capazes de o apoiar, pelo que não está atualmente autorizado para estas doenças.

As vasculites associadas a anticorpos citoplasmáticos antineutrófilos (ANCA) são síndromes auto-imunes multissistémicas caracterizadas por vasculite que afecta predominantemente vasos microscópicos, com envolvimento renal em 70% dos doentes. O tratamento padrão inclui esteróides em doses elevadas e ciclofosfamida (CYC), que são eficazes em 70-90% dos doentes, mas estão associados a acontecimentos adversos graves e a elevadas taxas de mortalidade [79]. Diferentes estudos relatam remissões sustentadas em doentes com vasculite associada a ANCA tratados com RTX [80-82]. Isso levou ao desenvolvimento de dois ensaios clínicos aleatórios controlados que foram publicados em 2010. O ensaio RAVE (RTX in ANCA-associated vasculitis) concluiu que o RTX não era inferior ao CYC na indução da remissão e poderia ser superior na doença recidivante [83]. O ensaio RITUXVAS (RTX vs CYC in ANCA-associated vasculitis) incluiu doentes com vasculite renal, tendo encontrado elevadas taxas de remissão com ambos os regimes, sem diferenças em termos de acontecimentos adversos graves [84].

O RTX tem sido amplamente utilizado no LES e é atualmente aceite como uma opção de tratamento em doentes refractários [85]. O LES é uma doença reumática autoimune com manifestações clínicas heterogéneas, caracterizada pela geração de auto-anticorpos patogénicos; as células B desempenham um papel central na patogénese da doença [86], pelo que os agentes depletores de células B e os inibidores do fator de ativação das células B (BAFF) adquiriram um papel central no seu tratamento [87].

Na UCL, o RTX foi utilizado pela primeira vez no LES no ano 2000 e o primeiro estudo foi publicado em 2002, relatando a experiência de 6 doentes do sexo feminino com LES ativo tratadas com duas infusões de 500 mg de RTX e duas infusões de 750 mg de CYC. Um doente perdeu o seguimento, mas os restantes 5 doentes mostraram uma melhoria aos 6 meses e, tal como observado na AR, a melhoria clínica não se limitou ao período de depleção de linfócitos B, apoiando a ideia de clones auto-reactivos de linfócitos B com a capacidade de iniciar um ciclo vicioso de produção de auto-anticorpos, demorando quantidades variáveis de tempo após o repovoamento [88].

Outros estudos na UCL aumentaram o número de doentes com LES tratados com RTX para 76 doentes, tendo 24 doentes efectuado tratamentos repetidos. O regime de dosagem de RTX foi alterado após o primeiro estudo: foram administradas duas infusões de 1000 mg de RTX em combinação com CYC; todos os doentes apresentaram depleção total de células B, exceto um; o tempo para o repovoamento variou entre 2-10 meses; os doentes tiveram crises em pontos de tempo variáveis após o repovoamento. A melhoria clínica e serológica foi confirmada, apoiando a eficácia e a segurança do RTX como terapêutica para o LES [89-93]. Ao contrário dos doentes com AR, a depleção completa das células B no LES é muito variável [94] e, por conseguinte, a combinação de RTX + CYC continua a ser utilizada atualmente para obter uma depleção adequada das células B.

O primeiro ensaio de escalonamento de dose de RTX no LES foi publicado em 2004. A eficácia clínica foi confirmada, embora não tenham sido encontradas alterações serológicas significativas, e a depleção de células B alcançada foi muito variável. De notar que o CYC não foi utilizado em combinação com o RTX, o que provavelmente explica as diferenças observadas entre os estudos [56].

Vários relatos de casos e estudos sobre a eficácia e segurança do RTX no LES foram publicados desde então, apoiando geralmente o uso do RTX no LES [95-99]. Resultados promissores na nefrite lúpica também são encontrados na literatura [100, 101]. No entanto, dois ensaios aleatórios, duplamente cegos e controlados não conseguiram atingir os seus objectivos finais de obter uma resposta clínica importante ou parcial ao longo de 52 semanas [102, 103].

A SS é uma doença autoimune caracterizada por secura ocular e oral e manifestações sistémicas. As células B desempenham um papel central no desenvolvimento, manutenção e progressão da doença [104], pelo que a BCDT é uma abordagem terapêutica razoável para a doença. Os estudos disponíveis na literatura demonstram uma certa eficácia nos sintomas dos doentes tratados com RTX [105-107], confirmada em ensaios aleatórios controlados por placebo que ainda estão em curso [108, 109].

As miopatias inflamatórias são caracterizadas por fraqueza muscular simétrica e proximal, aumento das enzimas musculares séricas, anomalias electromiográficas e infiltrados de células inflamatórias na biopsia muscular [110]. Vários relatos de casos na literatura mostram uma melhoria da doença com RTX [111-113]. No entanto, nem todos os doentes respondem, e aqueles com autoanticorpos específicos da miosite confirmados têm maior probabilidade de responder ao BCDT [114]. O maior ensaio publicado até à data é o ensaio aleatório, em dupla ocultação, "Rituximab in myositis", em que 83% dos 200 doentes aleatorizados apresentaram melhorias. Estão a ser desenvolvidos outros ensaios clínicos aleatórios [115].

Rituximab na púrpura trombocitopénica trombótica

A PTT é uma doença adquirida, com risco de vida, caracterizada por trombocitopenia, anemia hemolítica microangiopática e sinais de disfunção orgânica, incluindo sintomas neurológicos, cardíacos, renais e abdominais [116]. É devida à deficiência ou disfunção da metaloproteinase ADAMTS13 [117], que cliva o fator de von Willebrand, com consequente aumento da adesão plaquetária e formação de trombos em pequenos vasos sanguíneos [118]. A maioria dos casos está associada à produção de auto-anticorpos (IgM/IgG/IgA) contra a ADAMTS13, sendo as subclasses mais predominantes a IgG4, seguida da IgG1 [119].

A troca de plasma (PEX) e os corticosteróides são as terapêuticas padrão, mas muitos doentes necessitam de imunossupressão adicional [120, 121]. O primeiro relatório que demonstra a eficácia do RTX no TTP foi publicado em 2001 [122]. Diferentes estudos confirmaram a eficácia do RTX no tratamento do TTP agudo, melhorando significativamente os resultados clínicos nestes doentes, que atingem taxas de resposta mais elevadas e aumentam consideravelmente o tempo médio até à recaída, em comparação com o PEX isolado [116, 123-

126]. A monoterapia com RTX é também extremamente eficaz como tratamento preventivo para evitar crises subsequentes [126]. A remissão após PEX/RTX pode durar longos períodos de tempo após o retorno das células B em doentes com TTP e está relacionada com a continuação de uma redução na produção de anticorpos IgG anti-ADAMTS13 [127]. Decidiu-se efetuar um estudo comparativo entre doentes com AR e TTP que tinham recebido RT, porque ambos são causados por auto-anticorpos. No entanto, a AR necessita normalmente de uma terapêutica crónica com RTX, ao passo que o TTP pode permanecer em remissão após um ciclo de RTX, permitindo o estudo dos efeitos a longo prazo do RTX nas subpopulações de células B.

Família do fator de ativação das células B (BAFF)

Fator de ativação das células B (BAFF)

O fator de ativação das células B (BAFF) ou estimulador dos linfócitos B (BLyS), descrito pela primeira vez em 1999, é um membro da superfamília dos ligandos do fator de necrose tumoral (TNF) com 285 aminoácidos [128, 129]. Trata-se de uma proteína transmembranar do tipo II, que é clivada em formas solúveis por proteínas conversoras; a sua forma ativa é composta por homotrímeros [130]. É segregada por monócitos, macrófagos, neutrófilos activados e células dendríticas, e desempenha um papel essencial na maturação, homeostase e sobrevivência das células B [131, 132].

O BAFF pode ligar-se a três receptores (receptores de ligação do BAFF (BBRs): O recetor BAFF (BAFF-R ou BR3), o ativador transmembranar e o interativo do ligando ciclofílico modulador do sinal de cálcio (TACI) e o antigénio de maturação das células B (BCMA). O BAFF é o único ligando do BAFF-R, ao passo que o TACI e o BCMA podem ligar-se ao BAFF ou a outro

Ligando a família do TNF, conhecido como APRIL (A Proliferation Inducing Ligand). Estas interações ligando-recetor variam em termos de afinidade: O BAFF liga-se mais fortemente ao BAFF-R do que ao BCMA, enquanto o APRIL tem maior afinidade pelo BCMA e pouca ou nenhuma capacidade de ligação ao BAFF-R [133]. O BAFF tem uma afinidade mais elevada para o TACI do que para o BCMA, e o contrário acontece com o APRIL [134].

Os três BBRs partilham várias caraterísticas: todos são proteínas transmembranares do tipo III, sem o péptido de sinal que se encontra na família transmembranar do tipo I, à qual pertence a maioria dos membros da superfamília dos receptores do TNF; todos contêm domínios extracelulares ricos em cisteína, caraterísticos dos membros da superfamília dos receptores do TNF; a sua expressão é restrita aos linfócitos [135].

Kaur et al. descreveram um atraso maturacional na expressão de BBR nas células B neonatais pré-termo, que expressaram menos TACI, BCMA e BAFF-R em comparação com as células B adultas. Este facto explicaria a diminuição das respostas Ab a antigénios independentes de T, como os polissacáridos bacterianos, e o aumento da taxa de infecções com bactérias encapsuladas [136]. Também foi relatado que os níveis de BAFF são mais elevados no sangue do cordão umbilical do que no sangue das mães correspondentes, o que é provavelmente uma resposta fisiológica nos recém-nascidos para garantir a sobrevivência das células B, uma vez que o sistema imunitário e o repertório de células B ainda não estão totalmente desenvolvidos [137].

Os três BBRs são diferencialmente expressos nas células B durante o desenvolvimento e também respondem de forma dependente do contexto à ligação de BAFF/APRIL [138]. A ligação de BAFF a BAFFR desencadeia vias de sinalização intracelular que antagonizam a apoptose nas células B, promovendo a sobrevivência. Os sinais de BAFF através de BAFF-R actuam através da ativação da via não clássica NF-κB2, que facilita a regulação positiva de várias vias antiapoptóticas

membros da família Bcl-2 [139-141]. Em alternativa, tanto o TACI como o BCMA sinalizam através da via clássica do NF-κB1, promovendo respostas inflamatórias e imunidade inata [140,

142].

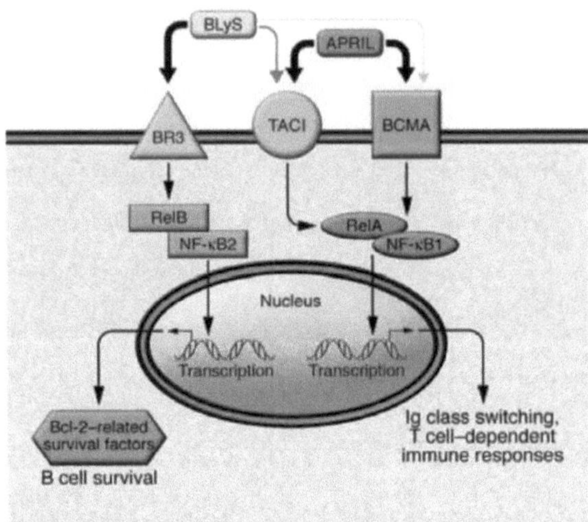

Figura 9: Ligandos e receptores de BAFF e APRIL.

O BAFF é o único ligando para o BAFF-R, e tanto o BAFF como o APRIL podem ligar-se ao TACI e ao BCMA. A sinalização intracelular da ligação do ligando leva à sobrevivência das células B e influencia a diferenciação das células B. *Modificado para RA de Cancro et al 2009. "O papel do estimulador de linfócitos B (BLyS) no lúpus eritematoso sistémico".*

A dependência das células B do BAFF começa nas fases de desenvolvimento transitórias, em que as células B imaturas, que são as primeiras células a exprimir BAFF-R e TACI, saem da BM e passam para a circulação [143]. As células B imaturas iniciais expressam BAFF-R de superfície mas pouco TACI, enquanto as células B maduras posteriores mantêm BAFF-R e aumentam TACI; estas células transformar-se-ão em células B foliculares e do centro marginal que expressam o nível mais elevado de BAFF-R de superfície e TACI [144].

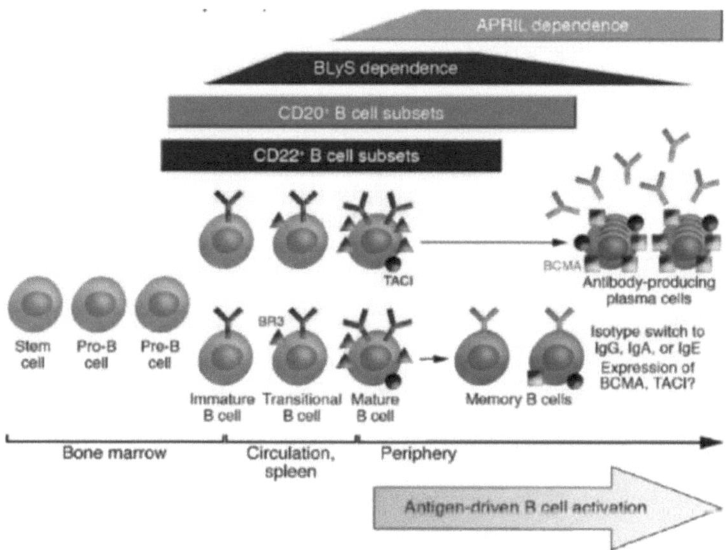

Figura 10: Fases de desenvolvimento das células B e expressão de BBR.

A dependência de BAFF começa na fase de transição, na qual BR3 e TACI são expressos pela primeira vez. Após a ativação das células B por Ag. A expressão de BAFF-R diminui, com um aumento da expressão de BCMA. *Modificado para RA a partir de Cancro et al 2009. "O papel do estimulador de linfócitos B (BLyS) no lúpus eritematoso sistémico".*

O BAFF teria dois papéis no estabelecimento e manutenção das células B primárias. Em primeiro lugar, é o principal regulador da homeostase das células B primárias através do controlo das etapas de diferenciação das células B. Em segundo lugar, mantém a tolerância das células B, equilibrando a eliminação das células anérgicas no segundo ponto de controlo na periferia [143].

No entanto, o BAFF pode estar implicado na autoimunidade através da ativação independente das células T de células B auto-reactivas de baixa afinidade [132]. O excesso de BAFF pode afetar o segundo ponto de controlo das células B que ocorre na periferia, salvando clones autorreactivos que normalmente morrem na fase de transição e permitindo-lhes amadurecer. As células anérgicas competem mal pelo BAFF disponível, e só sobreviveriam quando os níveis de BAFF fossem elevados. As células B que são eliminadas na fase imatura da BM ainda não expressam BAFFR e não seriam recuperadas pelo excesso de BAFF [145].

Desta forma, BAFF regula um limiar elástico para a seleção mediada por BCR durante o desenvolvimento de células B de transição. As células B com intensidade de sinal BCR relativamente elevada devem ser eliminadas através de seleção negativa no segundo ponto de controlo. No entanto, níveis elevados de BAFF alargam a gama de intensidade de sinal BCR aceitável, permitindo a sobrevivência de mais células B de transição. Níveis reduzidos de BAFF aumentariam, contudo, o rigor da seleção, permitindo a passagem de menos células do que o normal [146, 147].

Os níveis de BAFF estão aumentados em diferentes doenças auto-imunes, como a SS ou o LES [148], bem como em alguns doentes com TTP na apresentação [149], mas são semelhantes aos de controlos saudáveis em doentes com AR que não foram submetidos a BCDT [57, 70, 71]. No entanto, foi sugerido que os níveis cronicamente elevados de BAFF causam um feedback negativo na expressão dos receptores de BAFF [148].

Publicações recentes sugerem dois papéis para o BAFF nos centros germinativos (CG). O BAFF sistémico mantém um número suficiente de células B naive para a reposição dos CG, apresentação de antigénios e organogénese. No entanto, o microambiente do CG carece de BAFF substancial, uma vez que o BAFF ligado à superfície se perde após a ativação das células B [150], ficando então dependente da produção de células T. O BAFF produzido localmente pelas células T auxiliares foliculares (TFH) não é essencial para a celularidade normal do CG e para a hipermutação somática, mas é necessário para promover a sobrevivência das células B que produzem anticorpos de maior afinidade. Os autores sugerem que a sobreprodução de BAFF, a regulação positiva inadequada de BAFFR ou a regulação negativa de TACI podem impedir a seleção de CG e conduzir à autoimunidade [151, 152].

O BAFF aumenta a diferenciação das células B de memória em ISC de uma forma dependente de T. No entanto, o BAFF também pode desempenhar um papel inibidor na diferenciação das células B, fornecendo sinais reguladores durante eventos independentes das células T fora dos GC, protegendo o equilíbrio entre as células B de memória e as ISC [150].

Kreuzaler et al verificaram que os níveis solúveis de BAFF se correlacionam inversamente com o número de células B periféricas e a expressão de BBR. Investigaram doentes com deficiências primárias de Ab, como a imunodeficiência comum variável (CVID), a deficiência de BAFF-R ou de TACI, e verificaram que estes apresentavam níveis mais elevados de BAFF do que os doentes durante a depleção de células B mediada por anti-CD20, a leucemia linfocítica crónica ou a HC. A correlação BAFF-BBR em doentes submetidos a repovoamento após BCDT não foi estudada. Concluíram que a concentração de BAFF solúvel dependia do número de células B e da expressão de BBRs [137].

Alteração dos níveis de BAFF após BCDT

Cambridge et al investigaram alterações nos níveis de BAFF em doentes com AR e LES após BCDT. Nos doentes com AR, verificou-se que os níveis séricos de BAFF aumentaram acentuadamente após a BCDT, observando-se uma forte relação inversa entre os níveis séricos de BAFF e a depleção de células B periféricas nos primeiros 4 meses após a terapêutica. O declínio dos níveis séricos de BAFF foi associado ao reaparecimento de células B no sangue periférico. No entanto, verificou-se que os doentes com um padrão de recaída concordante (recaídas precoces: a recaída clínica ocorreu o mais tardar 2 meses após o repovoamento) diminuíram rapidamente os seus níveis séricos de BAFF após o repovoamento das células B periféricas, enquanto os doentes com um padrão de recaída discordante (recaídas tardias: houve um intervalo de 5 meses entre o momento do repovoamento e o momento da recaída) tinham níveis de BAFF significativamente mais elevados no momento do repovoamento e uma diminuição mais gradual e lenta de BAFF após o repovoamento; no momento em que esses doentes acabaram por recair, não houve diferença nos níveis séricos de BAFF entre os dois grupos [70].

Este estudo apontou algumas diferenças entre os recidivantes precoces (condordantes) e tardios (discordantes). Nos doentes com recaídas tardias, a repopulação de células B pode ocorrer com uma expansão relativamente pequena de células B nos tecidos linfóides secundários; por conseguinte, a carga total de células B no momento da repopulação seria baixa e os níveis de

BAFF permaneceriam relativamente elevados. A % de células B patogénicas nestes doentes pode ser insuficiente para desencadear uma recaída no momento do repovoamento, pelo que, graças aos níveis elevados de BAFF, as células B patogénicas provavelmente reexpandir-se-iam durante períodos de tempo variáveis até terem uma carga suficiente para desencadear uma recaída. No entanto, nos doentes com recidiva precoce, o repovoamento periférico coincide provavelmente com uma expansão das células B de memória patogénicas nos tecidos linfóides secundários; por conseguinte, a carga total de células B patogénicas estaria no limiar para promover a recidiva clínica e os níveis séricos de BAFF não seriam tão elevados como nos doentes com recidiva tardia [70].

O estudo de Cambridge et al no LES revelou níveis quantificáveis de BAFF circulante em 18/25 doentes antes da BCDT. Três meses após a terapêutica, os níveis de BAFF estavam significativamente aumentados e, 6-8 meses após a terapêutica, os níveis de BAFF tinham diminuído em associação com o regresso das células B ao sangue periférico, à semelhança do observado na AR. Nesse estudo, os níveis séricos de BAFF aquando do repovoamento foram semelhantes nos doentes com flaring e nos que permaneceram bem; a resposta ao RTX foi mais curta nos doentes com níveis de BAFF pré-BCDT elevados [153].

Dois mecanismos estão provavelmente envolvidos no aumento dos níveis de BAFF após BCDT. O primeiro estaria mecanicamente relacionado com o desaparecimento da maioria dos receptores de BAFF presentes na superfície das células B. Uma segunda seria a regulação retardada da transcrição do ARNm de BAFF, levando a um aumento da transcrição do ARNm de BAFF. Os níveis séricos de BAFF após BCDT devem ser interpretados com cautela, uma vez que não reflectiriam o nível de atividade da doença nestes casos [154].

O aumento dos níveis de BAFF após a BCDT pode então contribuir para a sobrevivência e/ou regeneração de populações de células B autorreativas capazes de desencadear uma recaída clínica, especialmente em doentes com AR que recidivam mais tarde após a BCDT [70], bem como noutras doenças auto-imunes, como a SS ou o LES [154]. A consideração de terapias combinadas com BCDT e inibição de BAFF pode ter o potencial de prolongar a remissão clínica nestes doentes [70, 154].

Recetor do fator de ativação das células B (BAFF-R ou BR3)

BAFF-R é uma proteína transmembranar de tipo III com 184 aa de resíduos, expressa por todas as células B Ig+ de superfície, mas não por células plasmáticas [155]. A BAFF-R liga-se exclusivamente ao BAFF [155].

Os ratinhos deficientes em BAFF-R apresentam um número profundamente reduzido de células B periféricas, completando o seu desenvolvimento até à fase de transição, mas não prosseguindo a maturação, com células de memória e de zona marginal reduzidas [156]. Nos seres humanos, a expressão baixa ou defeituosa de BAFF-R na imunodeficiência primária resulta em níveis elevados de BAFF, níveis baixos de IgM e IgG séricos, aumento do número de células B de transição e respostas imunitárias independentes de T fortemente reduzidas; no entanto, não está associada a infecções graves, o que sugere que as células B humanas são menos dependentes da sinalização BAFF-R para a maturação do que as células B murinas [157].

Nos seres humanos, o BAFF-R é expresso na maioria (>95%) das células B circulantes e liga-se apenas ao BAFF [158]. Durante o desenvolvimento das células B, a capacidade de se ligar a BAFF surge concomitantemente com a expressão de BCR [159]. Foi demonstrado que as células B de transição saem da BM já expressando BAFF-R, mas os seus níveis de expressão de BAFF-R são inferiores aos das células B maduras, pelo que aumentarão com a maturação das células B [160]. A ocupação de BAFF-R por BAFF nas células B em repouso é relativamente constante [150]. As células B humanas em transição são mais sensíveis aos sinais pró-sobrevivência emitidos por BAFF através de BAFF-R antes da ativação através do recetor de células B (BCR) [161]. A capacidade de ligação de BAFF-R aumenta ao longo das fases de transição e a expressão mais elevada de BAFF-R encontra-se nos subconjuntos de células B foliculares e da zona marginal [162], com baixos níveis de expressão nas células B do GC [155].

A expressão de BAFF-R diminui quando as células B se diferenciam em ISC e pensa-se que é necessária para a expressão de BCMA. É possível que, quando as células B se comprometem a tornar-se plasmócitos, percam BAFF-R para evitar um bloqueio da diferenciação mediado por BAFF; o equilíbrio BAFFR/BCMA pode estar envolvido na decisão de uma célula B de se diferenciar numa célula B de memória ou num plasmócito [138].

Num estudo que analisou 208 doentes com AR antes do tratamento com RTX, verificou-se que a expressão de BAFFR % e da intensidade média de fluorescência (MFI) era normal em doentes com AR antes do RTX [57]. De la Torre et al. investigaram alterações na expressão de BAFF-R em doentes com AR concordantes e discordantes após BCDT. Descobriram que a expressão de BAFF-R em células B naive e de memória foi reduzida após o rituximab e relacionada com a recaída clínica, independentemente dos níveis circulantes de BAFF, colocando a hipótese de que o restabelecimento da doença em doentes com AR após a depleção de células B com base no rituximab pode envolver propriedades de sobrevivência preferenciais imputadas a certas espécies de células B auto-reactivas devido às propriedades invulgares do seu recetor de células B. A expressão de BAFF-R poderia então estar relacionada com a reexpansão de espécies patogénicas de células B associadas à recaída [71].

Ativador transmembranar e interativo de ligandos ciclofílicos moduladores do sinal de cálcio (TACI)

O TACI difere do BCMA e do BAFFR por algumas caraterísticas estruturais únicas [135]. O TACI tem 2 exões 5' adicionais, o que permite que o recetor seja expresso em 2 variantes de splice contendo um ou dois domínios extracelulares ricos em cisteína, mas apenas um parece ser funcionalmente relevante [163]. O TACI é capaz de ligar APRIL e BAFF igualmente com elevada afinidade [163], e é o único recetor que pode ligar heterotrímeros BAFF/APRIL [164].

É expressa numa subpopulação de células B naive activadas (menos de 25%) e a sua expressão aumenta com a ativação através de estímulos independentes e dependentes de T. É regulada imediatamente após a ativação das células B [138]. A sua regulação é aumentada imediatamente após a ativação das células B [138]. A TACI é expressa em praticamente todas as células B de memória e, de forma variável, nos plasmócitos e nas células B maduras ingénuas [138, 155].

O papel dos TACI nas respostas das células B é complexo, com resultados funcionais contrastantes, dependendo do contexto e das condições, tal como descrito por diferentes autores e experiências em células murinas e humanas.

A CSR é um dos mecanismos que permite às células B maduras diversificarem o seu repertório genético de Ig. As moléculas de Ig adquirem novas funções efectoras através da substituição da região constante (CH) da cadeia pesada de IgM pela de IgG, IgA ou IgE, sem alterar a especificidade antigénica [165]. A CSR requer um sinal primário de um membro da família TNF, como o ligando CD40 (CD40L) através de uma via dependente das células T, ou BAFF/APRIL que interage com TACI através de uma via independente das células T mais rápida [166].

A TACI está envolvida na produção de IgM independente de CD40 em cooperação com a sinalização através de receptores do tipo toll (TLR) - em grande parte através da via ERK/JNK - [167]. Desempenha um papel crucial no início da RSC através da via independente das células T descrita [168]. As células B em ratinhos deficientes em TACI foram incapazes de mudar mesmo na presença de BAFF [169].

No entanto, a TACI também desempenha um papel importante na regulação negativa da homeostase das células B maduras. O número de células B maduras aumenta nos ratinhos deficientes em TACI [170]. A sinalização por agonistas através do TACI pode atenuar a produção de Ab induzida por CD40 e BAFF-R. O BAFF estimularia as células B inicialmente através do BAFF-R e, em seguida, terminaria as respostas excessivas das células B reforçadas pelo BAFF-R e pelo CD40 através da regulação positiva do TACI; o BAFF regularia, por conseguinte, as respostas das células B dependentes e independentes das células T através de um equilíbrio dinâmico entre o TACI e a sinalização BAFF-R/CD40 [171].

Além disso, os TACI podem induzir diretamente a apoptose em determinadas condições [170].

As células B foliculares expressam tanto BAFFR como TACI [162], mas TACI é regulado para baixo nas células B do GC através de sinais de IL-21, no contexto da ligação cruzada de BCR e da co-estimulação de CD40, limitando a sua capacidade de ligação e retenção de BAFF. O TACI é então fundamental para a retenção de BAFF nas células B foliculares e a sua desregulação explica a distribuição díspar de BAFF entre os folículos (microambiente rico em BAFF) e os GC (microambiente pobre em BAFF) [152].

Sakurai et al verificaram que, in vitro, o TACI era um regulador positivo da produção de IgA induzida por APRIL, mas um regulador negativo das respostas das células B induzidas por BAFF, como a proliferação de células B e a secreção de Ab. Sugeriram uma regulação negativa de TACI mediada através da interação BAFF/TACI e uma regulação positiva através de APRIL/TACI [172].

A falta de expressão de TACI resulta numa redução dos níveis séricos de IgA e IgG, mas num aumento do número de células B, atribuído à perda de sinais inibitórios para as respostas mediadas por BAFF-R e CD40 observada com a expressão normal de TACI. Os defeitos no TACI estão associados a duas formas de imunodeficiência humana, a imunodeficiência comum variável (CVID) e a deficiência de IgA [173, 174], o que sugere o papel facilitador do TACI nas respostas das células B.

No entanto, outros autores sugerem que os TACI podem aumentar a diferenciação dos plasmócitos induzida pelo CD40 [168, 175]. De um modo geral, os efeitos reguladores positivos ou negativos do TACI dependerão provavelmente do estado de diferenciação e ativação da célula B desencadeada [135].

Antigénio de maturação das células B (BCMA)

O BCMA é predominantemente expresso no aparelho de Golgi [176], ao passo que a expressão à superfície das células parece ser baixa nas células B humanas normais. A expressão do BCMA parece estar largamente limitada aos plasmócitos maduros da medula óssea (BM) e dos órgãos linfóides secundários [138], embora os plasmablastos de vida curta possam expressar tanto o BAFF-R como o BCMA. É fundamental para manter a sobrevivência dos plasmócitos de vida longa da MO [177].

O papel deste recetor adquire importância nas células B malignas do mieloma múltiplo (MM), onde a sua expressão à superfície está presente e pode contribuir para o crescimento e sobrevivência dos plasmócitos malignos [178]. Vários estudos em doentes com LES também descreveram uma maior expressão de BCMA nas células lúpicas em comparação com as células HC [179181].

CAPÍTULO 3

ESTUDOJUSTIFICAÇÃO

A identificação dos mecanismos envolvidos nos padrões de recaída C-R e D-R pode ajudar a encontrar marcadores de recaída que permitam aos doentes receber tratamento preventivo ou, em alternativa, sugerir terapias combinadas entre BCDT e novos biológicos dirigidos à família BAFF, a fim de prolongar o tempo de remissão.

Os defeitos adquiridos na tolerância central não são suficientes para explicar por que razão alguns doentes não recaem imediatamente após a repopulação das células B, necessitando de uma massa crítica de expansão das células B autoreactivas. São necessários papéis adicionais para a expansão de processos auto-reactivos na periferia [182]. Por conseguinte, estudos posteriores centraram-se no BAFF, que tem um papel importante na maturação, homeostasia e sobrevivência das células B [132]. Os níveis de BAFF aumentam após o BCDT, diminuindo aquando do repovoamento, mas não voltando aos níveis anteriores ao BCDT. Foi identificada uma expressão reduzida de BAFF-R na recaída, especialmente em doentes C-R, provavelmente envolvendo células B auto-reactivas precoces que superam as consequências de uma expressão mais baixa de BAFF-R e, por conseguinte, uma sinalização reduzida através do sistema BAFF/BAFF-R [71].

Este estudo inclui também a comparação com a TTP, outra doença também tratada com RTX, procurando semelhanças e diferenças no comportamento das células B na repopulação após o BCDT. Decidiu-se estudar a TTP porque é também uma doença autoimune, diretamente associada à produção de auto-anticorpos (neste caso contra o ADAMTS13), e tem uma boa resposta ao RTX. A vantagem de estudar esta doença é que, ao contrário da AR, os doentes permanecem normalmente em remissão a longo prazo após um único ciclo de tratamento, pelo que a evolução das subpopulações de células B e do sistema BAFF / BAFF-R pode ser seguida durante anos após a administração de um único ciclo de RTX.

Por conseguinte, o estudo da família BAFF e dos 3 receptores de ligação a BAFF descritos (BAFF-R, TACI e BCMA) pode encontrar diferenças entre ambos os padrões de recaída. Em alternativa, as alterações da BBR após o BCDT podem também estar relacionadas com o processo de repopulação após RTX e estar presentes noutras doenças tratadas com RTX, experimentando alterações em função do período de tempo após o tratamento ou após a repopulação das células B periféricas. Por conseguinte, o meu estudo centrou-se inicialmente na análise da BBR em doentes com AR, especialmente na possível correlação com o período de tempo após o repovoamento. Posteriormente, foi efectuado um estudo comparativo entre doentes com TTP e doentes com AR em repovoamento após BCDT e foram estudados doentes com TTP em remissão a longo prazo após um ciclo de RTX.

CAPÍTULO 4

HIPÓTESE:

Os dois padrões diferentes de recaída após o repovoamento das células B na sequência da terapia de depleção de células B (BCDT) baseada no Rituximab (RTX) podem ser explicados por diferenças na expressão dos receptores de ligação do fator de ativação das células B (BAFF) (BBRs).

CAPÍTULO 5

OBJECTIVOS:

Objetivo principal:

- Analisar os subconjuntos de células B, os níveis de BAFF e a expressão de BBR em controlos saudáveis e doentes com AR, divididos em três grupos: pré-RTX, C-R e D-R. Nos pacientes estudados após RTX, será estudada a correlação destes dados com o tempo após o repovoamento periférico de células B.

Objectivos secundários:

- Realizar um estudo observacional retrospetivo da coorte de AR tratada com RTX na UCL, selecionando doentes com uma boa resposta ao 1.º ciclo de RTX e analisando o padrão de recaída após esse ciclo.

- Comparar os resultados de doentes com AR em repovoamento com doentes com TTP também tratados com RTX, analisando os subconjuntos de células B, os níveis de BAFF e a expressão de BAFF-R, bem como a possível correlação com o tempo após o tratamento com RTX.

CAPÍTULO 6

MATERIAIS E MÉTODOS

Conceção

- Análise da coorte de doentes com AR tratados com RTX na UCL:
  - Estudo de coorte retrospetivo.

- Análise das subpopulações de células B, níveis séricos de BAFF e expressão de BBR em pacientes com AR tratados com RTX:
  - Estudo transversal dos doentes antes de receberem a terapêutica e aquando da recaída, quer se trate de um padrão C-R ou D-R.
  - Estudo longitudinal prospetivo em 4 pacientes acompanhados antes e depois da terapia, em que as amostras foram obtidas no momento do repovoamento de células B periféricas e, se possível, em vários pontos após o repovoamento.

- Análise das subpopulações de células B, níveis séricos de BAFF e expressão de BAFF-R em pacientes com TTP, comparando os resultados com pacientes com AR.
  - Estudo transversal.

Doentes

a) Análise da coorte de doentes com AR tratados com RTX na UCL.

Foi efectuado um estudo de coorte descritivo retrospetivo da coorte de AR tratada com RTX na UCL entre 1998 e 2012. Todos os doentes cumpriam os critérios revistos do American College of Rheumatology (ACR) de 1987 [2]. O BCDT consistiu em duas infusões de 1 g de RTX com 1-2 semanas de intervalo, cada uma precedida de 100 mg i.v. de metilprednisolona [74]. O estudo foi aprovado pelo Comité de Ética da UCL e todos os doentes deram o seu consentimento informado antes de entrarem no estudo.

Para a análise, foram selecionados todos os doentes da coorte que apresentaram uma boa resposta ao 1st ciclo de RTX e foi analisado o padrão de recidiva após o repovoamento de células B periféricas.

Todos os doentes tratados apresentavam uma atividade grave da doença (DAS28 > 5,1) antes do início da terapêutica. O DAS-28 (pontuação de atividade da doença) é uma medida da atividade da doença na AR, baseada em 4 medidas: contagem de articulações dolorosas, contagem de articulações inchadas, ambas a partir de uma contagem simplificada de 28 articulações, pontuação global de dor do doente e medição laboratorial da ESR.

A recaída clínica foi definida por (i) qualquer retorno ou aumento dos sinais e sintomas causados pela inflamação, de acordo com o consultor que revê o doente, com ou sem (ii) um aumento da proteína C reactiva (PCR) [62]. De notar que a medição do DAS-28 não é utilizada por rotina na UCL para decidir os planos de retratamento, porque se considera que tem várias desvantagens: A medição da VHS em vez da PCR, a contagem das articulações pode ser subjectiva e não distingue entre articulações pequenas e grandes [183]

b) Análise das subpopulações de células B, dos níveis séricos de BAFF e da expressão de BBR em

Doentes com AR tratados com RTX:

Foram obtidas amostras de sangue de 5 controlos saudáveis (HC) e de 37 doentes com AR. Vinte doentes com doença ativa grave (DAS28>5,1) foram estudados antes do rituximab (doentes pré-RTX). Foram também estudados vinte e um doentes com recaída clínica após uma boa resposta a um ou mais cursos de BCDT (doentes pós-RTX), tendo em conta que quatro doentes foram seguidos longitudinalmente, pelo que as amostras estavam disponíveis antes da terapêutica e na recaída (doentes 10, 11, 13, 14).

Os doentes com recaídas pós-RTX foram divididos em dois grupos, consoante o padrão de recaída identificado:

- C-R: Recaída 0-3 meses após 1st repopulação de células B periféricas documentada: 11 pacientes.
- D-R: Recaída ≥ 4 meses após 1st documentada repopulação de células B periféricas: 10 pacientes.

c) Análise das subpopulações de células B, dos níveis séricos de BAFF e da expressão de BAFF-R em doentes com PTT, comparando os resultados com os de doentes com AR.

Foram obtidas amostras de sangue de um total de 19 doentes com PTT e 12 HC. Estavam disponíveis amostras de sangue do doente 1 tanto na admissão aguda como no regresso das células B. Selecionámos também 6 doentes com AR que experimentaram repovoamento de células B após o seu 1.º ciclo de RTX, para comparação com doentes com repovoamento de TTP.

Todos os doentes estavam a frequentar o Departamento de Hematologia da UCL e foram tratados com base na necessidade clínica. O RTX foi administrado em pelo menos 4 perfusões de 375 mg/m^2 mas

até 8 infusões, se necessário, para reduzir os níveis de IgG anti-ADAMTS13 e normalizar a atividade da ADAMTS13 [124]. Os doentes com AR receberam 2 infusões de 1g de RTX com 1-2 semanas de intervalo. O tempo após RTX foi definido como o tempo decorrido desde a primeira infusão de rituximab. O estudo foi objeto de aprovação ética e todos os doentes deram o seu consentimento informado antes de participarem no estudo.

Os doentes com TTP foram divididos em 3 grupos:

-TTP aguda antes de RTX (n=3): doentes com uma apresentação aguda de *novo* de TTP associada a uma diminuição significativa da atividade da ADAMTS13 e a anticorpos IgG anti-ADAMTS13 positivos.

Primeira repopulação documentada de células B em doentes com TTP que atingiram remissão clínica (contagens normais sustentadas de plaquetas >150 x 10^9 /L) após terapêutica com RTX (n=5; uma amostra de um doente estava disponível antes da terapêutica e aquando da repopulação).

-Doentes com PTT em Remissão (contagem de plaquetas >150 x 109/L) após retorno das células B (n=12), conforme definido acima.

Critérios de exclusão

-Pacientes que não respondem ao primeiro ciclo de RTX, seja porque a contagem de DAS-28 não diminuiu > 1,2 pontos, ou porque não se registou uma melhoria clínica ou analítica.

-Doentes com atividade persistente da doença a serem tratados com um segundo ciclo de RTX 6 meses após o primeiro ciclo.

-Pacientes que perderam o seguimento antes da primeira recaída após a terapia.

-Pacientes sem sinais de repovoamento após o primeiro ciclo de RTX no momento da o estudo.

-Pacientes com dados incompletos relativamente à determinação das células B CD19+.

-Doentes que tenham sido tratados com RTX para outras doenças concomitantes (por exemplo, doentes com um linfoma de células B tratados com RTX).

Doentes com uma síndrome de sobreposição constituída por AR e outra doença autoimune, como o LES ou a miosite inflamatória, uma vez que as determinações de BAFF/BBR podem variar nessas doenças.

Variáveis

Principais variáveis:

-Determinação dos linfócitos CD19+ por citometria de fluxo no laboratório do hospital de referência. Esta determinação foi efectuada a cada 2-3 meses numa clínica especializada e permite calcular:

- Tempo desde a primeira infusão de RTX até ao início da repopulação de células B periféricas.
- Tempo desde o início do repovoamento de células B periféricas até à recidiva da doença. De acordo com isto, os doentes são classificados como C-R ou D-R.

Tempo entre a administração de RTX e a recolha de amostras para doentes com TTP em remissão a longo prazo após RTX. Foi calculado de acordo com a data da primeira infusão de RTX.

-Determinação do fenótipo das células B , utilizando 2 classificações consoante o estudo:

- Classificação IgD/CD38, dividindo os subtipos de células B em: células B de transição ingénuas, maduras ingénuas, memória em repouso IgD, memória em repouso IgD+, células B do centro pós-germinal (pós-GC) e plasmablastos.
- Classificação IgD/CD27, dividindo os subtipos de células B em: ingénuas, duplo-negativas, memória pré-substituição, memória pós-substituição.

- Cálculo da expressão de BAFF-R % em doentes com AR e PTT, e TACI e BCMA em doentes com AR. O TACI e o BCMA não foram estudados em TTP porque os estudos de AR não apresentaram resultados relevantes.

- Níveis séricos de BAFF em doentes com AR e TTP.

Variáveis secundárias:

- Dados demográficos: idade, sexo.

  Anos de doença em doentes com AR.

- Resultados de RHF e ACPA em doentes com AR, medidos no laboratório do hospital através de um teste de aglutinação de partículas ou de um ELISA (ensaio de imunoabsorção enzimática), respetivamente.

- Terapêuticas anteriores e actuais em doentes com AR no início da terapêutica com RTX.
  - Esteróides.
  - DMARDs (MTX ou outros).
  - Medicamentos anti-TNF.
  - Terapia CYC, que foi utilizada nos primeiros doentes tratados com RTX, mas que foi descontinuada mais tarde no protocolo de tratamento.

- Número de ciclos RTX fornecidos.

- Cálculo da expressão da intensidade média de fluorescência (IFM) de BAFF-R em doentes com AR e PTT, e da expressão da IFM de TACI e BCMA em doentes com AR.

Técnicas

Avaliação da depleção de células B

As amostras são recolhidas por rotina na clínica RTX e as células B CD19+ são calculadas por citometria de fluxo no laboratório do hospital. O intervalo normal para as células B CD19+ utilizado pelo laboratório de patologia local foi de 0,03-0,40x10^9 /Litro.

- A depleção adequada de células B do sangue periférico é considerada quando as células CD19+ são <5x10^6 / L

- A repopulação de células B é considerada quando as células CD19+ são ≥ 5x10^6 / L ou ≥0,5% da contagem total de linfócitos.

A figura seguinte explica a organização habitual da "clínica de AR e RTX", especialmente a frequência com que os doentes são revistos e os parâmetros que são avaliados.

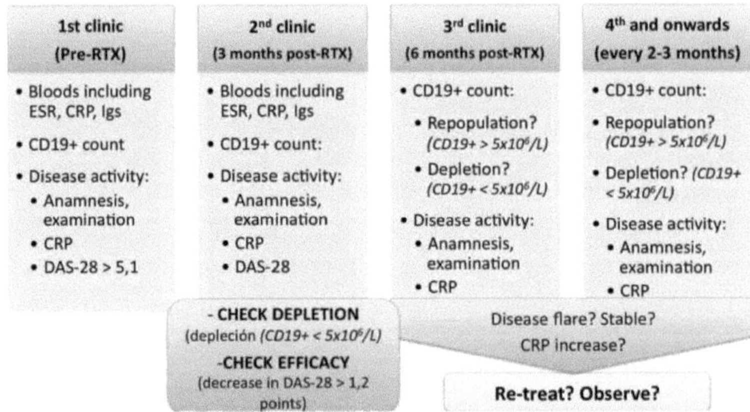

Figura 11: Organização da clínica UCL RA e RTX.
A primeira consulta inclui uma avaliação global (clínica e analítica), com especial incidência nos níveis de ESR e CRP, e Igs. É calculado o DAS-28, que é determinante para decidir se o doente pode receber a terapêutica (para receber uma terapêutica biológica no Reino Unido, o DAS-28 tem de ser > 5,1). Uma segunda avaliação é efectuada 3 meses mais tarde e tem como objetivo verificar a depleção total das células B periféricas (CD19 <5x10⁶ / L) e a eficácia da terapêutica (o DAS-28 deve diminuir > 1,2 pontos para considerar a eficácia do tratamento). A partir da terceira consulta, normalmente a cada 2-3 meses, é verificada a contagem de linfócitos CD19+, para distinguir se a repopulação começou ou se o doente ainda está depletado, e decidir se deve receber um novo ciclo de RTX ou continuar a ser revisto periodicamente e tratado ao primeiro sinal de recidiva da doença.

Isolamento de células mononucleares do sangue periférico (PBMC) e

coloração

As células mononucleares do sangue periférico (PBMC) caracterizam-se por terem um único núcleo redondo, como os monócitos, os macrófagos e os linfócitos. São isoladas por *centrifugação em gradiente de densidade em Ficoll-Hypaque (Ficoll-PaqueTM Plus, GE Healthcare, Suécia)*. Os glóbulos vermelhos e os granulócitos são mais densos e passam através do gradiente, enquanto as células mononucleares (linfócitos e monócitos) permanecem no ficoll formando um anel branco que pode ser recuperado da interface [184].

Citometria de fluxo

A citometria de fluxo é uma técnica que determina o número de células positivas para um determinado marcador e a sua intensidade de expressão; para a análise, as células devem estar em suspensão. Entre outras aplicações, é utilizada para identificar populações de linfócitos (imunofenotipagem); para os estudos, são utilizadas combinações específicas de Ab marcados com diferentes fluorocromos contra Ag de superfície e intracelulares. Os fluorocromos são substâncias que absorvem energia num determinado comprimento de onda e emitem luz num comprimento de onda mais longo. Podem ser diretamente ligados a Ab monoclonais ou policlonais e a proteínas celulares (marcação direta). Podem também ser utilizados Ab monoclonais não conjugados, seguidos de um segundo Ab contra o primeiro, que está conjugado com fluorocromos (marcação indireta).

Durante a recolha de dados no citómetro, a população de interesse deve ser definida, uma vez que os linfócitos são uma minoria da população leucocitária e a inclusão de células não linfocitárias pode distorcer os dados. São utilizados dois parâmetros para fazer esta seleção:

Dispersão frontal (tamanho) e dispersão lateral (granularidade). A combinação de ambos permite distinguir entre linfócitos, granulócitos e monócitos (na ausência de glóbulos vermelhos e plaquetas). Os linfócitos têm a dispersão frontal e lateral mais baixa, e os granulócitos têm uma dispersão lateral muito elevada.

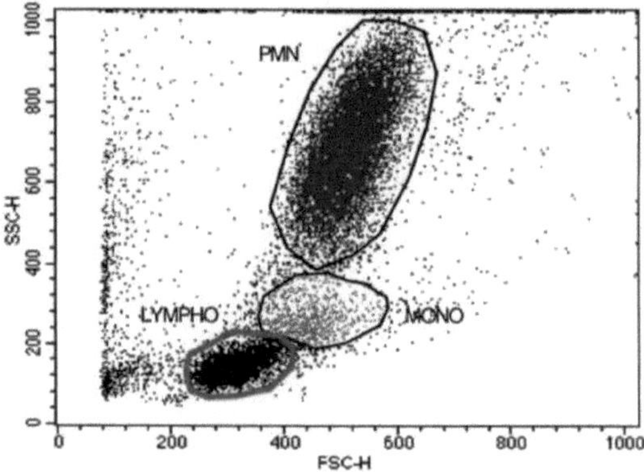

Figura 12: seleção de células em citometria de fluxo de acordo com a dispersão frontal (FSC-H) e lateral (SSC-H) Os linfócitos estão rodeados por uma linha vermelha. SSC-H: dispersão lateral; FSC-H: dispersão direta; Lympho: Linfócitos; Mono: Monócitos; PMN: neutrófilos. Figura retirada do artigo "Hydrogen Peroxide Production in Leukocytes during Cerebral Hypoxia and Reoxygenation with 100% or 21% Oxygen in Newborn Piglets". Kutzsch et al.

Preparação da amostra

As amostras foram obtidas em 10 ml de sangue total heparinizado, isolando os PBMC por centrifugação em gradiente de densidade (Ficoll-Paque™ Plus; GE Healthcare, Suécia), conforme descrito. Para o estudo da AR, as células foram coradas no mesmo dia da colheita. Para o estudo do TTP, os PBMC foram isolados a partir de 10 ml de sangue total heparinizado e congelados em azoto líquido.

Para a análise do classificador de células ativado por fluorescência (FACS), PBMC (1×10^6 /amostra) de doentes e de pelo menos um controlo saudável foram incubados com anticorpos conjugados adequados durante 20 minutos a 4°C no escuro. As células foram lavadas e fixadas com paraformaldeído [185] 2% durante 5 minutos e mantidas a 4^0 C no escuro até serem analisadas por citometria de fluxo.

Análise fenotípica

A imunofenotipagem de PBMC foi efectuada utilizando combinações correspondentes de anticorpos monoclonais murinos anti-humanos conjugados com isotiocianato de fluoresceína (FITC), ficoeritrina (PE), cianina de proteína de clorofila peridinina (PerCP-Cy5.5) ou aloficocianina (APC). Todos os anticorpos foram adquiridos à BD Biosciences (San Jose, EUA), eBioscience (San Diego, EUA) ou R&D Systems (Minneapolis, EUA).

Para a análise das células B, foram utilizadas combinações de anti-CD19 PerCP-Cy5.5, anti-IgD-FITC e anti-CD27 ou anti-CD38-APC para definir subconjuntos de células B (CD19+); foram utilizadas duas classificações diferentes nos dois estudos.

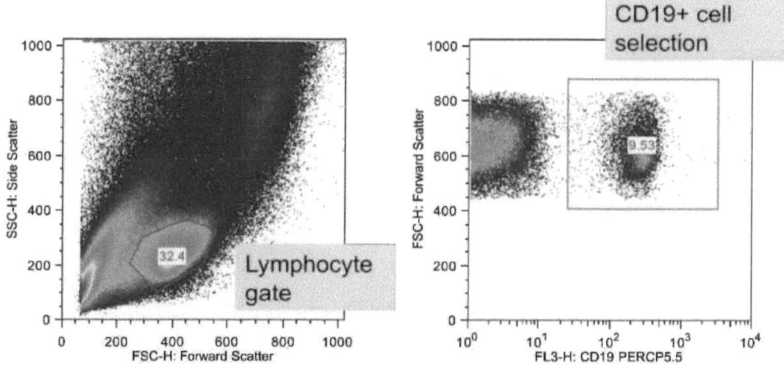

Figura 13: Seleção inicial da população de linfócitos e posterior seleção da população CD19+.

Para o estudo da AR, as subpopulações de células B foram definidas com base na expressão de IgD/CD38 para as células com CD19, ou seja naive transitional (IgD+CD38++), naive mature (IgD+CD38+), IgD- resting memory (IgD-CD38-), IgD+ resting memory (IgD+CD38-), células B pós-centro germinal (GC) (IgD-CD38+) e plasmablastos (IgD-CD38++/+++). Esta classificação foi utilizada neste estudo a fim de acrescentar informações sobre a população de plasmablastos [15].

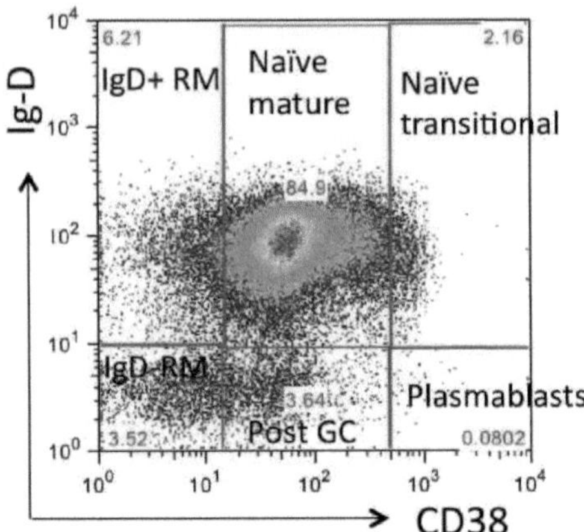

Figura 14: Classificação das células B definida com base na expressão de IgD/CD38: naive transitional, naive mature, memória em repouso (IgD-RM), IgD+ memória em repouso (IgD+RM), centro pós-germinal (pós-GC) e plasmablastos

Para o estudo de TTP, as subpopulações de células B foram definidas com base na expressão de IgD/CD27 para as células CD 19, identificando: células B naive (IgD+CD27-), de memória pré-mudança (IgD+CD27+), de memória comutada (IgD-CD27+) e de memória em repouso IgD-CD27- [12, 186].

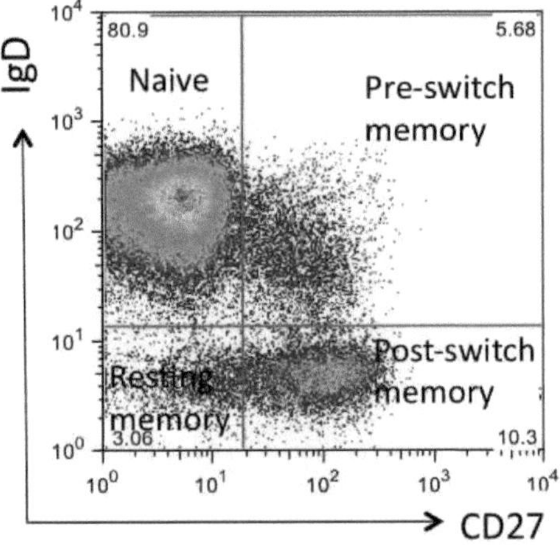

Figura 15: Classificação das células B definida com base na expressão de IgD/CD27: células B naive, de memória pré-switch, de memória switched e de memória em repouso IgD-CD27-.

Estudo de expressão do BBR

A expressão de BBRs em cada subgrupo foi analisada para cada subpopulação de células B utilizando anti-BAFF-R-PE (11C1), anti-TACI-biotina com estreptavidina PE e anti-BCMA-PE. Tal como demonstrado nos resultados relativos à AR, os resultados de TACI e BCMA não revelaram diferenças significativas nos subgrupos de doentes com AR estudados, pelo que estas determinações não foram efectuadas na experiência TTP, estudando-se apenas a expressão de BAFF-R.

A expressão dos BBR pode ser calculada analisando os dados obtidos por citometria de fluxo, obtendo a percentagem (número de células positivas para o recetor estudado) e a intensidade média de fluorescência (MFI) (número de receptores em cada célula). Embora tenham sido analisadas tanto a expressão em % como a expressão em MFI para cada BBR, concentrei-me na análise da expressão em % do BBR porque encontrámos uma menor variabilidade nos resultados em comparação com os cálculos da MFI, que variam consoante as condições experimentais e as flutuações do laser consoante o dia em que a amostra foi analisada.

As figuras seguintes apresentam exemplos de citometria de fluxo para cada recetor:

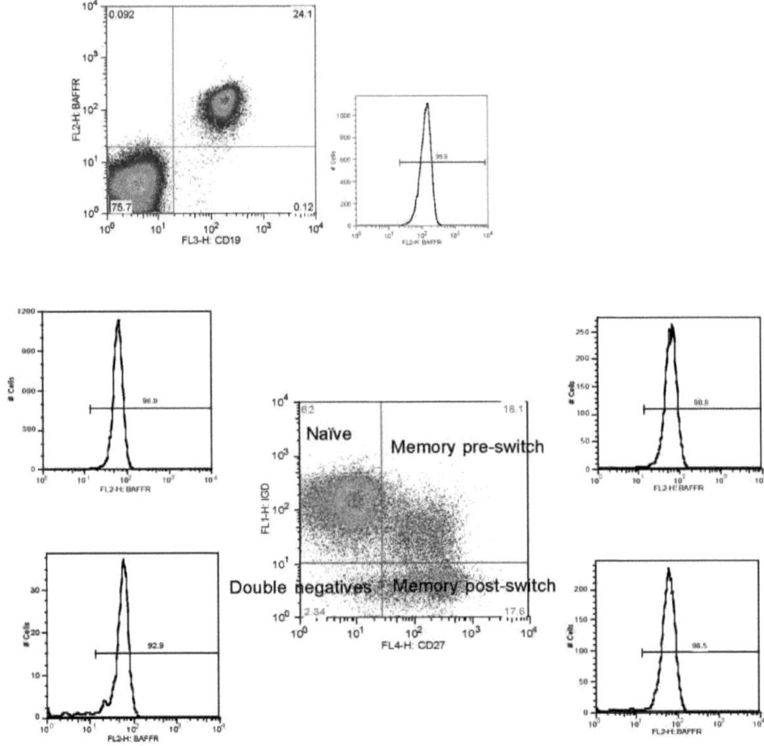

Figura 16: Exemplo de um estudo de citometria de fluxo que representa a expressão de BAFF-R em células CD19+. Gráficos representativos da expressão de BAFF-R em células B CD19+ dentro da porta de linfócitos e histogramas que mostram a percentagem de células CD19+ que expressam BAFF-R. O exemplo mostra como a maioria das células B expressam BAFF-R. Posteriormente, a expressão de BAFF-R é calculada para cada subpopulação de células B, conforme indicado nos histogramas correspondentes.

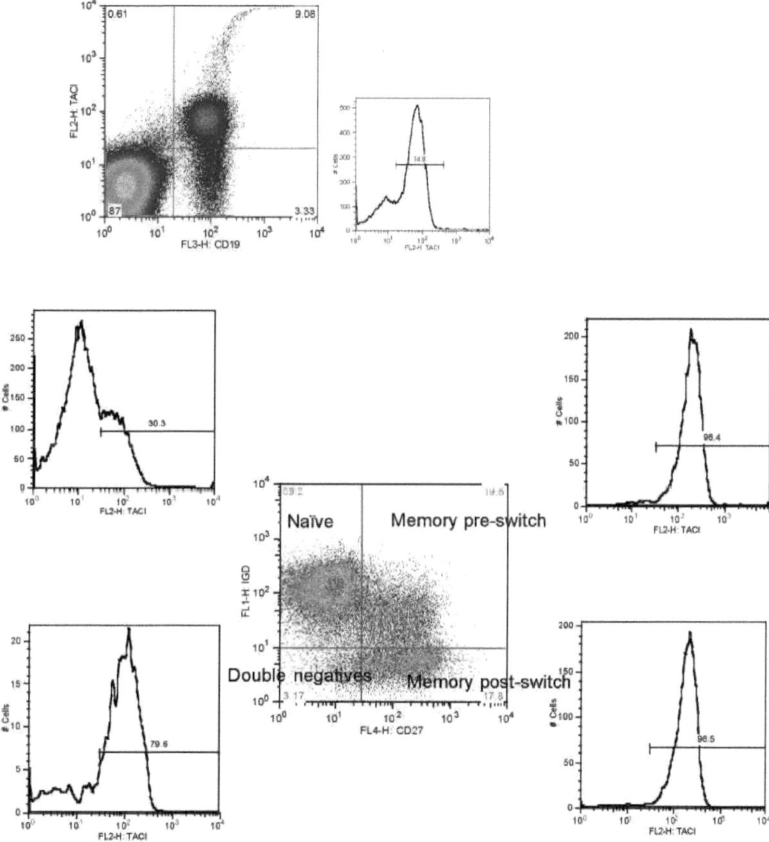

Figura 17: Exemplo de um estudo de citometria de fluxo que representa a expressão de TACI em células CD19+.

Gráficos representativos da expressão de TACI nas células B CD19+ dentro da porta de linfócitos e histogramas que mostram a percentagem de células CD19+ que expressam BAFF-R. Posteriormente, a expressão de TACI é calculada para cada subpopulação de células B, como mostram os histogramas correspondentes. No exemplo, as subpopulações de células B de memória têm uma elevada expressão de TACI+ve %, especialmente as células B de memória pré e pós-switch.

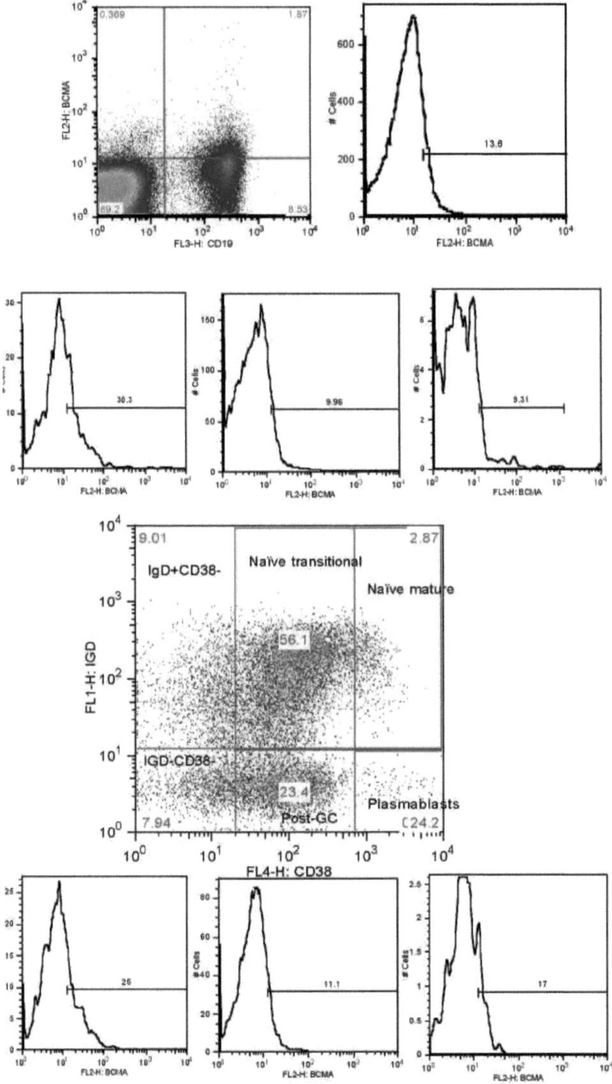

Figura 18: Exemplo de um estudo de citometria de fluxo que representa a expressão de BCMA em células CD19+.

Gráficos representativos da expressão de BCMA nas células B CD19+ dentro da porta de linfócitos e histogramas que mostram a percentagem de células CD19+ que expressam BAFF-R. Posteriormente, a expressão de BCMA é calculada para cada subpopulação de células B, conforme indicado nos histogramas correspondentes. Os plasmablastos deveriam ser as células com maior expressão de BCMA+ve, mas a % de plasmablastos neste exemplo é muito baixa, pelo que os resultados podem não ser representativos.

Citómetro de fluxo

Foram adquiridos 300 000 eventos por amostra com base nos linfócitos totais com um FACSCaliBur (Becton Dickinson, Nova Jersey, EUA).

Análise de dados

Os dados foram analisados com FlowJo (TreeStar, Stanford University, CA). As contagens absolutas de células foram calculadas a partir das contagens de linfócitos de rotina em cada momento.

Medição de BAFF

Os níveis séricos de BAFF foram quantificados em controlos saudáveis e em doentes com AR e PTT, utilizando o kit Human Quantikine® BAFF/BLyS Immunoassay ELISA (R&D Systems (Minneapolis, EUA).

Para a experiência de AR, a média±DP para os soros normais (n=36) fornecidos neste lote de kits foi de 1,17±0,28 ng/ml (intervalo 0,67-2,45 ng/ml).

Para a experiência TTP, a média ± 3 DP para os soros normais fornecidos pelo fabricante foi de 1,17 ± 0,84 ng/ml (2,01ng/ml). Este valor foi, por conseguinte, utilizado como nível superior para o ponto de corte da gama normal.

Estatísticas

A estatística foi realizada usando os programas Graph Pad Prism 6, San Diego, EUA, e o software SPSS Statistics (SPSS IBM. Armonk, NY, EEUU). Para todas as variáveis quantitativas foram calculadas a média, a mediana e a amplitude (mínimo e máximo). Para as variáveis categóricas, como os tratamentos que os pacientes receberam, foi calculada a frequência na coorte, bem como a percentagem de ocorrência. Foi aplicado um teste T de Student para a comparação entre os tratamentos concomitantes em doentes que receberam RTX e o tempo de depleção após terem recebido RTX.

As frequências dos subgrupos de células B e a expressão de BBR (% e MFI) nos grupos de doentes e de controlo foram comparadas utilizando o teste não paramétrico U de Mann-Whitney GraphPad Prism (GraphPad, San Diego, EUA).

Foram utilizadas estatísticas de correlação para determinar qualquer relação entre os níveis séricos de BAFF e a expressão (% e MFI) de BBRs, o período de tempo após o repovoamento ou após RTX, ou entre o repovoamento de células B e a recidiva da doença, bem como as correlações entre parâmetros laboratoriais.

CAPÍTULO 7

RESULTADOS

Padrões de recidiva na coorte de AR tratada com RTX na UCL

271 doentes receberam RTX no departamento de Reumatologia da UCL entre 1998 e 2012. O total de pacientes-ano de acompanhamento foi de 886 e o número total de ciclos administrados foi de 910. Foram selecionados os doentes com boa resposta após um ciclo de RTX, num total de 168 doentes que foram seguidos pelo menos até à primeira recaída, que ocorreu 4 a 45 meses após o primeiro ciclo.

Setenta e oito % (n: 132) eram mulheres, a idade média no início da terapêutica era de 56 anos, a mediana era de 58 *anos* (intervalo 18-85); a duração média da doença no início da terapêutica era de 15 anos, a mediana era de 12 anos (intervalo 1-56);

A maioria dos doentes era positiva para RhF (154; 91%) e anticorpos ACPA (137; 81%); a determinação de ACPA não estava disponível para 11 doentes. O número médio e mediano de ciclos de RTX recebidos foi de 4 (intervalo 1-11).

A terapêutica anterior recebida pelos doentes incluía MTX em 157 doentes (93%). Outros DMARDS tinham sido utilizados em 153 doentes (91%), incluindo sulfassalazina, leflunomida, cloroquina, hidroxicloroquina, azatioprina, ciclosporina, ouro, CYC, D-penicilamina e clorambucil. O número médio e mediano de DMARDS anteriores, incluindo o MTX, foi de 3 (intervalo 0-6): em 110 doentes (65%) foi utilizada terapêutica anti-TNF anterior, incluindo etanercept, infliximab, adalimumab e certolizumab pegol; o número médio de medicamentos anti-TNF anteriores foi de 1,24, o número mediano foi de 1 (intervalo 0-3).

A terapêutica concomitante com MTX foi observada em 71 doentes (42 %), enquanto 42 doentes (25 %) estavam a receber outros DMARDS concomitantes; foram administrados esteróides orais concomitantes em 47 doentes (28 %); o CYC foi administrado a 25 doentes (15 %), tendo sido administrado como 1 ciclo único intravenoso em 24 doentes e por via oral em 1 doente. As caraterísticas dos doentes estão resumidas na tabela 3.

Tabela 3: Dados demográficos e terapêutica prévia e concomitante da coorte de AR tratada com RTX na UCL

CHARACTERÍSTICS	n = 168
Mean age (range)	56 years (18-85 years)
Nº women (%)	132 (78 %)
Mean disease duration (range)	15 years (1-56 years)
RHF +, nº (%)	154 (91 %)
ACPA +, nº (%)	137 (81 %) *
Mean Lumber of RTX cycles (range)	4 (1-11 cycles)
PREVIOUS THERAPY	
MTX, nº (%)	157 (93 %)
Other DMARDs	153 (91 %)
Anti-TNF, nº (%), **Mean number and range**	110 (65 %) 1,24 (0-3 anti-TNF)
CURRENT THERAPY	
Oral steroids, nº (%),	47 (28 %)
MTX nº (%)	71 (42 %)
Other DMARDs nº (%)	42 (25 %)
CYC nº (%)	25 (15 %)

* ACPA não disponível para 11 pacientes.

A depleção total (contagem de CD19+ <5x10^6 / L) foi documentada 3 meses após o BCDT nos 168 doentes selecionados. O tempo médio de repovoamento foi de 7,3 meses (intervalo de 3-20 meses); o tempo médio de recaída foi de 10,4 meses (intervalo de 3-67 meses). Dois dos doentes estudados ainda permanecem estáveis na altura da recolha de dados, 28 meses e 38 meses após o primeiro ciclo de RTX, e ainda não necessitaram de retratamento.

Em seguida, a análise centrou-se no tempo até ao repovoamento das células B periféricas, ou seja, o primeiro momento em que as células B eram novamente detectáveis no sangue periférico, e o tempo desde o repovoamento até à recaída. De acordo com estes dois conceitos, os doentes foram divididos em dois padrões de recaída:

- □ C-R em 118 doentes (70 %), com um tempo médio de repovoamento de 7,1 meses (intervalo 3-20 meses) e um tempo médio de recidiva de 7,7 meses (intervalo 3-20 meses).

- □ D-R em 50 doentes (30 %), com um tempo médio de repovoamento de 7,8 meses (intervalo 3-20 meses) e um tempo médio de recidiva de 17,4 meses (intervalo 6-67 meses).

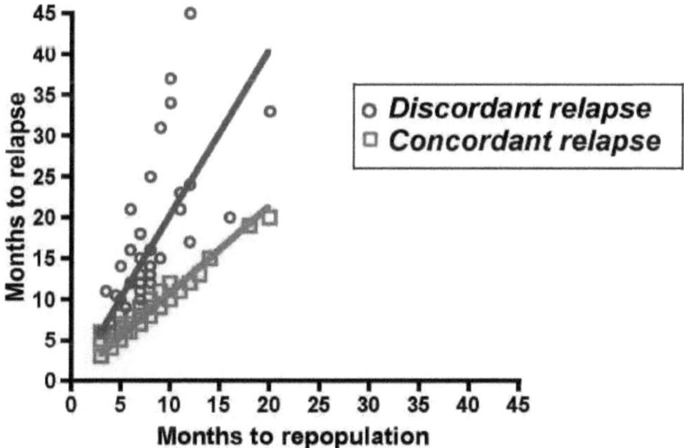

Figura 19: Gráfico de recaídas concordantes e discordantes:
Este gráfico mostra a correlação entre o tempo para o repovoamento de células B periféricas e o tempo para a recaída. Os pontos verdes e a linha representam doentes concordantes que recidivam <3 meses após o repovoamento, enquanto os pontos roxos e a linha representam doentes discordantes, que recidivam > 3 meses após o repovoamento.

Não foram observadas diferenças entre os doentes que estavam a tomar MTX ou DMARDS orais e os que não estavam a receber terapêutica concomitante. No entanto, os doentes tratados com CYC concomitante durante o primeiro ciclo apresentaram uma duração mais longa da depleção e um tempo mais longo até à recaída do que os que não receberam esse tratamento ($p < 0,05$).

Expressão de BBRs em subgrupos de células B de doentes com AR que recidivam após BCDT

Foram selecionados para esta análise 37 doentes com AR, incluindo 20 doentes com AR pré-BCDT e 21 com recaída após BCDT; quatro doentes foram seguidos longitudinalmente e tinham amostras disponíveis antes e depois do RTX. Os doentes pós-RTX foram divididos em dois grupos, de acordo com o seu padrão de recaída: C-R e D-R.

A idade média dos doentes com AR neste estudo foi de 58 anos (intervalo 27-80) e a duração média da doença foi de 12,5 anos (intervalo 1-33). Todos os doentes apresentavam doença erosiva. Havia 5 doentes do sexo masculino.

As caraterísticas dos doentes são apresentadas nas tabelas 4 e 5. Três doentes pré-RTX eram seronegativos tanto para RHF como para ACPA; todos os doentes pós-RTX eram seropositivos tanto para RHF como para ACPA. O número médio de ciclos para os doentes com recidiva pós-RTX foi de 2,6; a mediana foi de 2, *com* uma variação de 1-7.

Tabela 4: Doentes com AR antes da terapêutica com RTX: caraterísticas de base

Patient	Age	Gender	Years of disease	RHF	ACPA
1	62	F	4	+	+
2	79	F	2	+	+
3	68	M	4	neg	+
4	68	F	3	+	+
5	72	M	1	+	+
6	54	F	17	+	neg
7	61	F	5	neg	+
8	31	F	8	+	+
9	49	F	16	neg	+
10	45	F	12	+	+
11	62	F	3	+	+
12	32	F	2	neg	neg
13	80	F	22	+	+
14	61	F	4	+	+
15	27	F	6	neg	+
16	68	F	4	+	+
17	59	F	3	+	+
18	60	F	4	neg	+
19	48	F	3	neg	neg
20	56	F	9	neg	neg

Tabela 5: Doentes com AR que recidivam após RTX: caraterísticas

Patient	Age	Gender	Years of disease	RHF	ACPA	Nº cycles
CONCORDANT RELAPSE						
11*	62	F	3	+	+	1
13*	80	F	22	+	+	1
14*	61	F	4	+	+	1
21	56	M	20	+	+	3
22	63	F	23	+	+	3
23	72	F	15	+	+	5
24	40	F	3	+	+	1
25	56	F	NA	+	+	3
26	71	F	13	+	neg	6
27	37	F	7	+	+	2
28	39	F	23	+	+	7
DISCORDANT RELAPSE						
10*	45	F	12	+	+	1
29	70	M	30	+	+	1
30	68	F	23	+	+	3
31	34	F	18	+	+	2
32	46	F	NA	+	+	3
33	67	F	21	+	+	2
34	77	F	33	+	+	4
35	59	F	31	+	+	2
36	54	M	30	neg	+	2
37	62	F	25	+	+	2

* Os pacientes 10, 11, 13 e 14 foram analisados antes e depois da terapia

1. Fenótipos das células B em doentes com recaída após rituximab

A figura abaixo mostra gráficos representativos de uma doente que foi seguida longitudinalmente, antes do BCDT, no momento da repopulação após o BCDT, 3 meses mais tarde (nessa altura não foi tratada de novo porque a AR permanecia em remissão) e 6 meses após a repopulação de células B periféricas, quando teve uma recaída e foi tratada de novo. Como se pode ver na figura, o repovoamento ocorre claramente com uma maioria de células B de transição ingénuas, que se transformam progressivamente em células B maduras ingénuas. Todos os doentes seguidos longitudinalmente tiveram um comportamento semelhante.

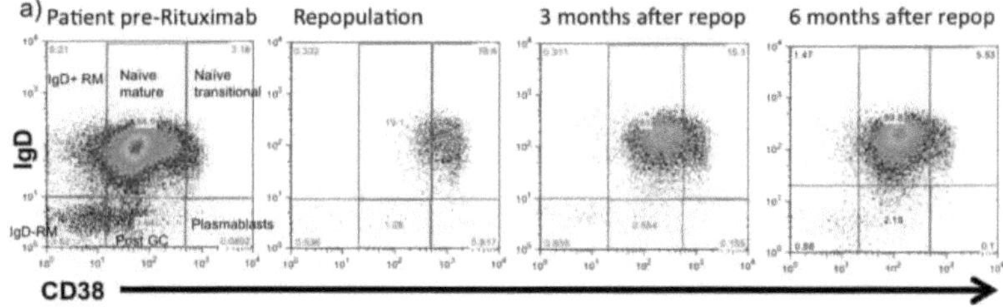

Figura 20: Exemplo de um gráfico de citometria que mostra fenótipos de células B.

Os fenótipos anteriores ao BCDT mostram a distribuição habitual das células B (naive transitional, naive mature, IgD- resting memory (IgD-RM), IgD+ resting memory (IgD+RM), post-germinal center (post-GC) e plasmablasts; no repovoamento há um aumento da % de células B naive transitional. As sequências posteriores permitem-nos mostrar a persistência do aumento de células B naive, embora estas se transformem progressivamente em células B naive maduras. Esta doente estava estável aquando do repovoamento e quando foi reavaliada 3 meses mais tarde; acabou por ter uma recaída 1 ano após a primeira infusão de RTX (doente com um padrão D-R).

A análise dos fenótipos das células B definidos pela expressão de IgD/CD38 em doentes pré e pós RTX é apresentada em percentagens e números absolutos nas figuras seguintes. As figuras destacam a análise estatística que compara os valores nos doentes C-R e D-R. As diferenças também foram significativas quando comparadas com as dos doentes HC ou pré-RTX, tal como esperado em doentes submetidos a repovoamento após BCDT, mas não foram representadas para evitar confusão.

Os resultados seguintes comparam os valores medianos. Os doentes C-R apresentaram uma percentagem significativamente mais elevada de células B de transição em comparação com os doentes D-R (24,7%, intervalo 8,9-79,5% vs 5,4%, intervalo 0,6-9,2%, $p<0,001$); os números medianos absolutos de células B de transição apresentaram a mesma tendência nos doentes C-R em comparação com os doentes D-R, embora a comparação não tenha sido significativa (10,5 $x10^6$ células, intervalo 0,5-36 $x10^6$ vs 5,9 $x10^6$ células, intervalo 0,1-19 $x10^6$).

Os doentes D-R apresentaram percentagens medianas e números absolutos significativamente mais elevados de células B maduras naive em comparação com os doentes C-R (83,7 %, intervalo 57,6-91,9 % vs 47,6%, intervalo 3-86,7 %, $p<0,01$ e 87,8 $x10^6$ células, intervalo 7,2-331 $x10^6$ vs 6,4 $x10^6$ células, intervalo 0,1-349,7 $x10^6$, $p<0,05$).

As percentagens medianas e os valores absolutos de células B de memória em repouso IgD+ foram significativamente mais elevados nos doentes D-R em comparação com os doentes C-R (3,2 %, intervalo 1-6,9 % vs 0,6 %, intervalo 0-2,1 %, p<0,01; 3,2 x10^6 células, intervalo 0,5-12,3 x10^6 vs 0,1 x10^6 células, intervalo 0-8,7 x10^6 , p<0,01). Os valores absolutos medianos das células B pós-CG também foram significativamente mais elevados nesses doentes em comparação com os doentes C-R (3,1 x10^6 células, intervalo 1,7-18,3 x10^6 , vs 1,1 x10^6 células, intervalo 0,1-4,4 x10^6 , p<0,01). As percentagens e os números absolutos de células B de memória em repouso IgD- e plasmablastos não foram estatisticamente diferentes entre os grupos.

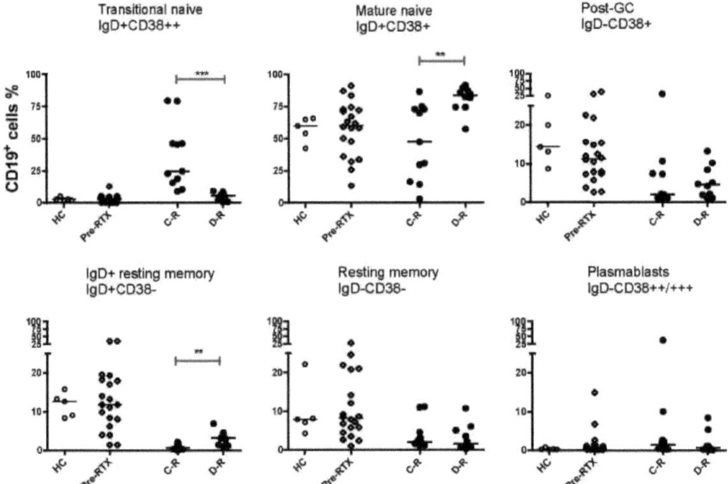

Figura 21: Percentagens de fenótipos de células B definidos pela expressão de IgD/CD38 em doentes pré e pós RTX.

Os doentes C-R apresentavam uma percentagem significativamente mais elevada de células B de transição do que os doentes D-R. Os doentes D-R apresentavam uma percentagem significativamente mais elevada de células B maduras naive e de células B de memória em repouso IgD+ em comparação com os doentes C-R (*P < 0-05; **P < 0-01; ***P < 0·001).

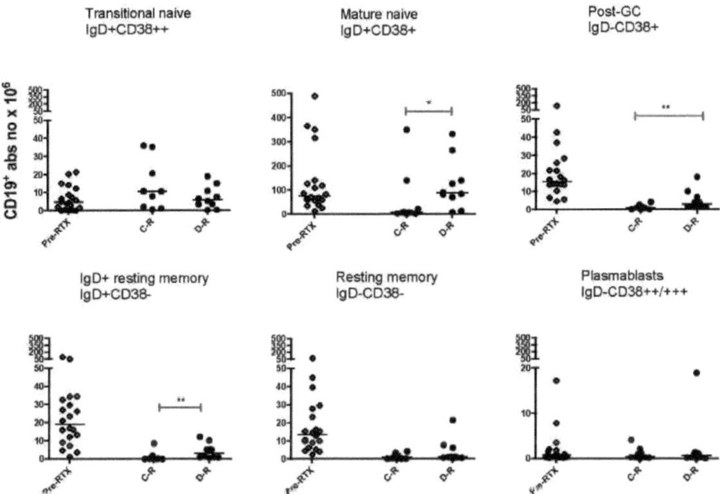

Figura 22: Números absolutos para fenótipos de células B definidos pela expressão de IgD/CD38 em doentes pré e pós-RTX.

Os doentes D-R apresentaram números absolutos significativamente mais elevados de células B maduras naive, células B pós-GC e células B de memória em repouso IgD+ em comparação com os doentes C-R (*P < 0·05; **P < 0-01; ***P < 0·001).

2. Existe uma correlação entre os fenótipos das células B e o tempo decorrido desde o repovoamento das células B periféricas até à recaída clínica em doentes com AR pós-RTX?

A análise do fenótipo em doentes que sofreram uma recaída da doença <7 meses após o repovoamento mostrou uma correlação direta com o tempo após o repovoamento em células B maduras naive (r^2 =0,46, p<0,01) e memória em repouso IgD+ (r^2 =0,34 p<0,05), enquanto que houve uma correlação inversa em células B transitórias naive (r^2 =0,43, p<0,01). Não houve correlação entre o número absoluto de células B e o tempo após o repovoamento em nenhuma subpopulação de células B *(dados não mostrados).*

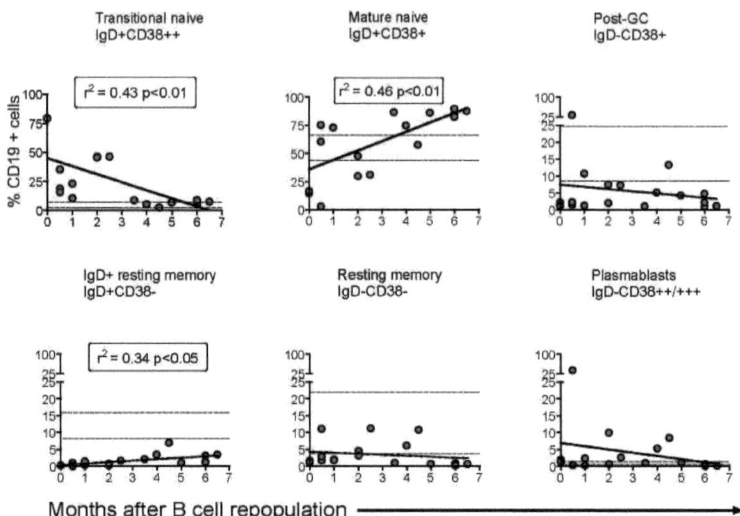

Figura 23: Correlação entre a % do fenótipo e o tempo entre a repopulação de células B periféricas após RTX e a recidiva clínica

Foi encontrada uma correlação significativa entre o tempo (meses) após o repovoamento e a % de células B maduras ingénuas e de células B de memória em repouso IgD+, tendo sido encontrada uma relação inversa significativa com a % de células B transitórias ingénuas. As áreas a tracejado indicam o intervalo normal de valores dado pelas respectivas subpopulações de células B em controlos saudáveis.

3. expressão do recetor de ligação a BAFF em doentes com AR antes e depois do RTX

em caso de recaída.

A expressão de cada BBR nas diferentes subpopulações de células B descritas acima foi determinada em HC, doentes pré-RTX e pós-RTX com um padrão C-R e um padrão D-R.

a) Expressão de BAFF-R

A expressão de BAFF-R+ve % não revelou diferenças entre HC e pré-RTX

No entanto, esta expressão diminuiu significativamente em todos os doentes pós-RTX, mostrando uma diminuição mais acentuada nos doentes C-R, que também foi significativamente diferente quando comparada com os doentes D-R. A figura seguinte mostra a expressão %BAFF-R+ve em todas as subpopulações de células B nos 4 grupos estudados.

Foram encontradas diferenças significativas na expressão de %BAFFR+ve nos doentes pós-RTX em comparação com os doentes HC e pré-RTX em todas as subpopulações de células B, exceto nos plasmablastos. Ao comparar os doentes com HC com os doentes com C-R, as diferenças foram mais notáveis nas células B de transição naive (95%, intervalo 86,1-97,4% vs 46,7%, intervalo 14,5-78,4%, p<0,001), nas células B maduras naive (99,3%, intervalo 98,6-99,4% vs 61.3 %, intervalo 30,9-88,8 %, p<0,001), células pós-GC (97,9 %, intervalo 91,9-98,3 % vs 49,8 %, intervalo 18-66,3 %, p<0,001) e memória em repouso IgD- (94,8 %, intervalo 91,4-95,9 vs 61,8 %, intervalo 9,1-78,6 % p<0,001). Ao comparar os doentes pré-RTX e C-R, as diferenças foram mais evidentes nas células B de transição naive (95,7 %, intervalo 35,3-100 % vs 46,7 %, intervalo 14,578,4 %, p<0,001), naive maduras (99 %, intervalo 79,2-100 % vs 61.3 %, intervalo 30,9-88,8 %, p<0,001), pós-GC (98 %, intervalo 80,8-99,8 % vs 49,8 %, intervalo 18-66,3 %, p<0,001) e memória em repouso IgD- (98,4 %, intervalo 66,7-100 % vs 61,8 %, intervalo 9,1-78,6 %, p<0,001).

Também se registaram diferenças significativas ao comparar os doentes HC ou pré-RTX com os doentes D-R (p<0,05). Quando os HC foram comparados com os doentes D-R, as diferenças mais importantes foram observadas nas células B maduras naive (99,3 %, intervalo 98,6-99,4 % vs 95,1 %, intervalo 74,9-98,8 %, p<0,01) e nas células pós-GC (97,9 %, intervalo 91,9-98,3 % vs 85,8 %, intervalo 50-97 %, p<0,01). Quando se compararam os doentes pré-RTX e D-R, as diferenças foram mais evidentes nas células pós-GC (98%, intervalo 80,8-99,8% vs 85,8%, intervalo 50-97%, p<0,01), na memória de repouso IgD+ (96.9 %, intervalo 72,5-100 % vs 88,4 %, intervalo 61-96,8 %, p<0,01) e memória em repouso IgD- (98,4 %, intervalo 66,7-100 % vs 92,2 %, intervalo 43,8 97,3 %, p<0,01).

Foram também observadas diferenças significativas na expressão de %BAFFR+ve entre ambos os grupos pós-RTX na subpopulação transitória naive (86%, intervalo 44-93,9% vs 46,7%, intervalo 14,5-78,4%, p<0,01), madura naive (95,1%, intervalo 74.9-98,8 % vs 61,3 %, intervalo 30,9-88,8 %, p<0,001) pós-GC (85,8 %, intervalo 50-97 % vs 49,8 %, intervalo 18-66,3 %, p<0,001) e as células B de memória em repouso IgD- (92,2 %, intervalo 43,8-97,3 % vs 61,8 %, intervalo 9,1-78,6 %, p<0,05).

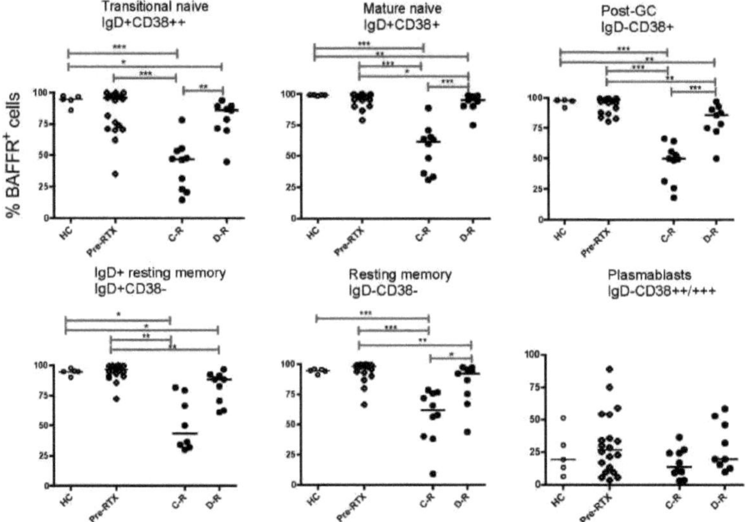

Figura 24: Expressão de BAFF-R+ve % em HC, doentes pré-RTX e doentes com recaída pós-RTX. Foram observadas diferenças significativas em todas as subpopulações de células B, exceto nos plasmablastos, quando se compararam os doentes pós-RTX com os doentes HC e pré-RTX. Também se verificaram diferenças significativas na expressão de %BAFFR+ve entre os doentes pós-RTX na subpopulação transitória naive (p<0,01), nas subpopulações madura naive e pós-GC (p<0,001) e na população em repouso com memória IgD (p<0,05) (*P < 0,05; **P < 0,01; ***P < 0,001).

A expressão de BAFF-R MFI foi significativamente mais baixa em todas as subpopulações em doentes pós-RTX em comparação com doentes HC e pré-RTX. Quando os HC foram comparados com os doentes C- R, as principais diferenças foram encontradas nas células B de transição naive (50,6 MFI, intervalo 49,1-80,1 vs 16,1 MFI, intervalo 13-20, p<0,001), naive maduras (63,1 MFI, intervalo 58,1-96,5 vs 17,2 MFI intervalo 13,7-47,6, p<0.001), pós-GC (78,6 IFM, intervalo 59,5-96,8 vs 17,3 IFM, intervalo 14,2-22,5, p<0,001), IgD- memory resting (63 IFM, intervalo 46,4-80,7 vs 16,2 IFM, intervalo 12,4-21,6, p<0,001) e plasmablastos (38,2 IFM, intervalo 22-54 vs 13,3 IFM, intervalo 10,4-21,7, p<0,001). Ao comparar os doentes pré-RTX e C-R, foram observadas diferenças mais evidentes nas células B de transição naive (43,8 MFI, intervalo 14,1-135 vs 16,1 MFI, intervalo 13-20, p<0,001), nas células B maduras naive (51,6 MFI, intervalo 16,1-154 vs 17.2 MFI, intervalo 13,7-47,6, p<0,001), pós-GC (55,1 MFI, intervalo 14,8-179 vs 17,3 MFI, intervalo 14,2-22,5, p<0,001), e IgD+ memória em repouso (47,4 MFI, intervalo 15,7-131 vs 20,9 MFI, intervalo 14,7-37,6, p<0,001).

Quando os HC foram comparados com os doentes D-R, foram encontradas diferenças mais notáveis na expressão de BAFF-R MFI nas células B de transição naive (50,6 MFI, intervalo 49,1-80,1 vs 29,1 MFI, intervalo 19,1-43,8, p<0,001), naive maduras (63.1 MFI, intervalo 58,1-96,5 vs 30,7 MFI, intervalo 20,5-44,8, p<0,001), pós-GC (78,6 MFI, intervalo 59,5-96,8 vs 33,4 MFI, intervalo 17,5-51,7, p<0,001) e IgD+ memória em repouso (61,1 MFI, intervalo 50,1-79,7 vs 30,2 MFI, intervalo 20,9-42, p<0,001). Quando comparados os doentes pré-RTX e D-R, as principais diferenças foram observadas nas células B maduras naive (51,6 MFI, intervalo 16,1-154 vs 30,7 MFI, intervalo 20,5-44,8, p<0,01), nas células B de memória IgD+ em repouso (47,4 MFI, intervalo 15,7-131 vs 30,2

MFI, intervalo 20,9-42, p<0,01) e plasmablastos (33,9 MFI, intervalo 14,1-106 vs 19,9 MFI, intervalo 13,7-28,2, p<0,01).

A MFI do BAFF-R também foi significativamente mais baixa nos doentes C-R em comparação com os doentes D-R, especialmente nas células B de transição naive (16,1 MFI, intervalo 13-20 vs 29,1 MFI, intervalo 19,143,8, p<0,001), pós-GC (17,3 MFI, intervalo 14,2-22.5 vs 17,3 MFI, intervalo 14,2-22,5, p<0,001), memória de repouso de IgD (16,2 MFI, intervalo 12,4-21,6 vs 36,6 MFI, intervalo 17,752,8, p<0,001) e plasmablastos (13,3 MFI, intervalo 10,4-21,7 vs 19,9 MFI, intervalo 13,728,2, p<0,001).

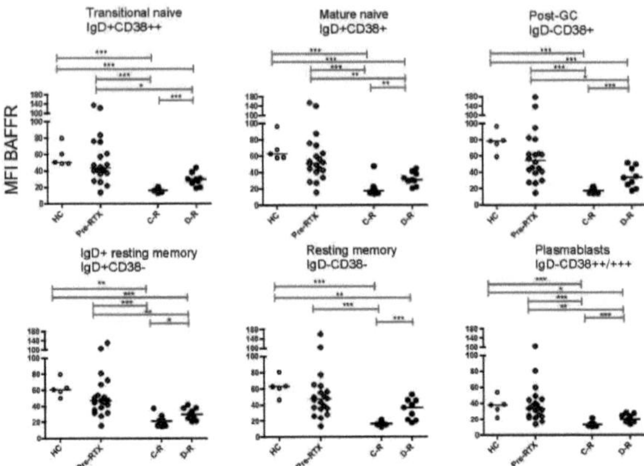

Figura 25: Expressão de BAFF-R MFI em HC, doentes pré-RTX e doentes com recaída pós-RTX. A MFI de BAFF-R foi significativamente reduzida em todas as subpopulações de células B em ambos os grupos com recaída pós-RTX em comparação com os doentes HC ou pré-RTX. Foi também significativamente mais baixo nos doentes C-R em comparação com os doentes D-R, com p<0,001 nas células B de transição naive, pós-GC, células B de memória em repouso de IgD e plasmablastos (*P < 0,05; **P < 0,01; ***P < 0,001).

A figura seguinte mostra os gráficos de citometria de fluxo de uma doente acompanhada antes e depois da terapêutica. A repopulação de células B periféricas começou 6 meses após o primeiro ciclo de RTX, mas a doente teve uma recaída 3 meses mais tarde, pelo que a evolução da sua expressão de BAFF-R foi acompanhada. A expressão de BAFF-R % e MFI foi mais baixa aquando do repovoamento, aumentando progressivamente alguns meses mais tarde. Os resultados foram semelhantes nos outros doentes seguidos longitudinalmente que não tiveram uma recaída imediatamente após a repopulação.

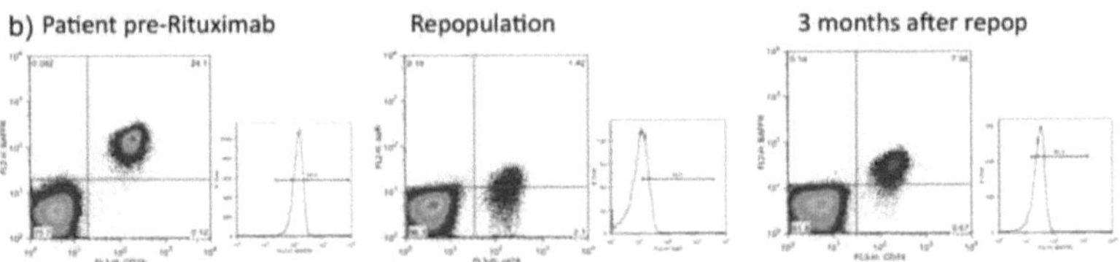

Figura 26: Gráfico de citometria de fluxo da expressão de BAFF-R num doente pré e pós-RTX

O gráfico mostra a expressão de BAFF-R nas células B CD19+ dentro da porta de linfócitos, e o histograma mostra a expressão relativa de BAFF-R dentro da população CD19+ selecionada. O exemplo mostra um primeiro gráfico antes de receber o tratamento, em que a maioria das células B CD19+ expressam BAFF-R. Aquando do repovoamento, que ocorreu 6 meses após a terapia, a expressão de BAFF-R foi consideravelmente reduzida. O doente teve uma recaída 3 meses mais tarde, o que permitiu um seguimento mais longo antes de ser submetido a um novo tratamento, verificando-se que a expressão de BAFF-R tinha aumentado progressivamente 9 meses após ter recebido RTX.

b) Expressão TACI

A figura seguinte mostra que as populações de células B naive (tanto transitórias como maduras) e plasmablastos em todos os grupos de doentes e HC eram semelhantes no que diz respeito à expressão de %TACI+ve. A análise dos subconjuntos de células B de memória mostrou diferenças significativas entre os HC e os grupos de doentes. A expressão de %TACI+ve nas células B pós-GC diminuiu significativamente em todos os grupos de doentes em comparação com os HC: 90,1 %, intervalo 85,1-93,3 % vs 73,8 %, intervalo 36,6-93,9 %, $p<0,05$ para a comparação entre os HC e os doentes pré-RTX; 90.1 %, intervalo 85,1-93,3 % vs 62,7 %, intervalo 41,8-88,3 %, $p<0,01$ para a comparação entre HC e pacientes C-R, e 90,1 %, intervalo 85,1-93,3 % vs 63,9%, intervalo 43,3-84,9 %, $p<0,01$ para a comparação entre HC e pacientes D-R.

A expressão de %TACI+ve nas células B de memória IgD- em repouso diminuiu significativamente em ambos os grupos pós-RTX em comparação com os HC ($p<0,05$: 93 %, intervalo 90,9-96,5 % vs 76,2 %, intervalo 43,4-95,8 %, $p<0,05$ quando comparados com os doentes HC e C-R, e 93 %, intervalo 90,9-96,5 % vs 73 %, intervalo 51,9-94,2 %, $p<0,05$ quando comparados com os doentes HC e D-R. Também foi reduzida nas células B de memória em repouso IgD+ nos doentes D-R em comparação com os HC (49,3 %, intervalo 28,3-92,6 % vs 82,3 %, intervalo 59,3-94,8 %, $p<0,05$).

Não se registaram diferenças significativas na expressão de %TACI+ve entre os dois grupos pós-RTX em nenhuma das subpopulações de células B estudadas.

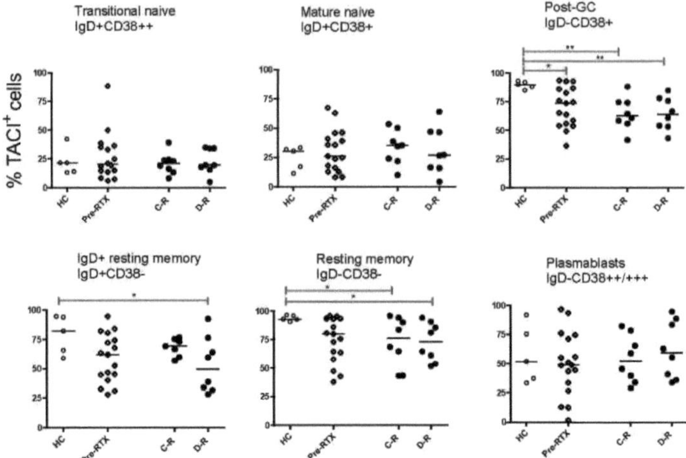

Figura 27: Expressão de TACI+ve % em HC, doentes pré-RTX e doentes com recaída pós-RTX. As diferenças entre os doentes com HC e os doentes com AR foram registadas principalmente nas células B pós-GC, mostrando uma diminuição significativa da expressão da % de TACI em todos os grupos de doentes em comparação com os HC (*P < 0,05; **P < 0,01).

A expressão de TACI (MFI) não diferiu entre os doentes e os HC em nenhuma das subpopulações de células B, exceto na população de células B em repouso de memória IgD+, com uma expressão de TACI MFI nos doentes C-R em comparação com os HC (37,6 MFI, intervalo 21,9-98,8 vs 124 MFI, intervalo 89,5-233, p<0,01).

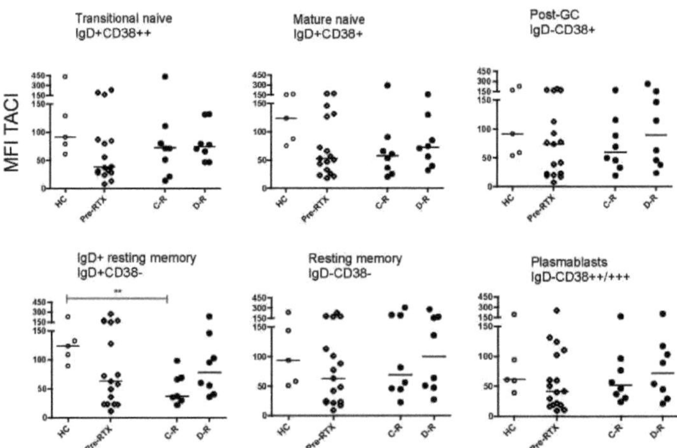

Figura 28: Expressão de TACI MFI em HC, doentes pré-RTX e doentes com recaída pós-RTX. Não foram encontradas diferenças significativas em nenhuma das subpopulações de células B estudadas, exceto uma diminuição significativa da expressão de TACI MFI em células B de memória em repouso IgD+ em comparação com HC (*P < 0,05).

A figura seguinte mostra um gráfico representativo de citometria de fluxo de um doente com uma elevada % de subpopulações de células B de memória antes do BCDT e no momento da repopulação, pelo que se registou uma maior % de expressão de TACI+ve.

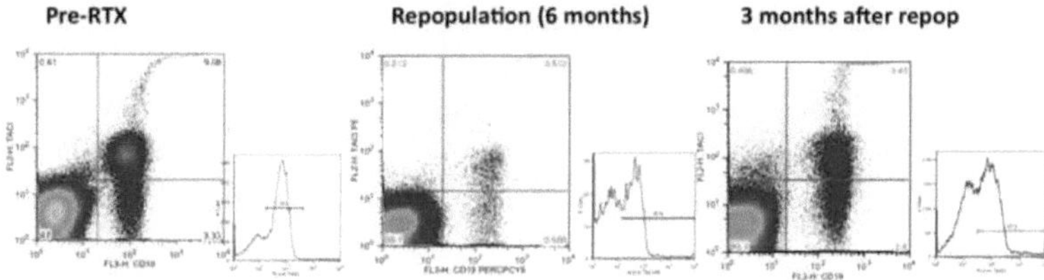

Figura 29: Gráfico de citometria de fluxo da expressão de TACI num doente pré e pós-RTX.

O gráfico mostra a expressão de TACI nas células B CD19+ dentro da porta de linfócitos, e o histograma mostra a expressão relativa de BAFF-R dentro da população CD19+ selecionada. A primeira experiência foi efectuada antes do RTX. O segundo gráfico representa o repovoamento, com uma elevada percentagem de células TACI+ve, uma vez que o doente tinha uma elevada percentagem de células B de memória no repovoamento. O terceiro gráfico representa a expressão de TACI 3 meses mais tarde.

c) Expressão de BCMA

A figura mostra que a expressão de %BCMAve+ em diferentes subpopulações, incluindo plasmablastos, foi semelhante entre todos os grupos, exceto para uma expressão significativamente reduzida em células B de memória em repouso IgD- em doentes C-R em comparação com doentes pré-RTX (11.7 %, intervalo 0-21,4 % vs 26,7, intervalo 4,9-39,1 %, $p<0,01$) e em células B de memória em repouso IgD+ nos doentes D-R em comparação com os doentes pré-RTX (22,6 %, intervalo 1,6-38,2 % vs 35,3 %, intervalo 11,5-55 %, $p<0,05$). A expressão de %BCMAve+ foi mais elevada nos plasmablastos em ambos os grupos pós-RTX submetidos a recaída, mas as comparações não atingiram significado estatístico.

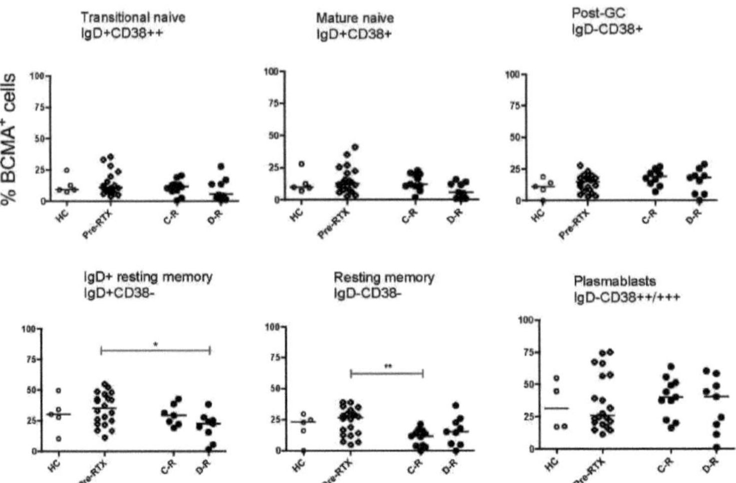

Figura 30: Expressão de BCMA+ve % em HC, doentes pré-RTX e doentes com recaída pós-RTX. Não foram observadas diferenças, à exceção de uma expressão significativamente reduzida em células B de memória em repouso IgD- nos doentes C-R em comparação com os doentes pré-RTX e em células B de memória em repouso IgD+ nos doentes D-R em comparação com os doentes pré-RTX (*P<0,05, **P<0,01).

Como se pode ver na figura, a expressão de BCMA MFI não diferiu entre os doentes, exceto no que diz respeito à população em repouso com memória IgD, com uma expressão de BCMA MFI inferior nos doentes C-R em comparação com os doentes pré-RTX (23,2 MFI, intervalo 16,2-21,5 vs 41,5 MFI, intervalo 12,8-79,4, p<0,01).

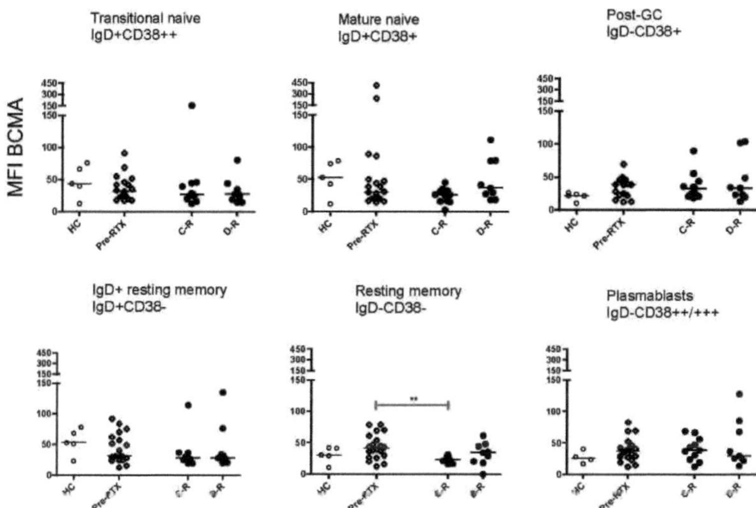

Figura 31: Expressão de BCMA MFI em HC, doentes pré-RTX e doentes com recaída pós-RTX. A expressão de BCMA MFI não diferiu entre os doentes, exceto no que diz respeito à população com memória IgD em repouso, com uma expressão de BCMA MFI inferior nos doentes C-R em comparação com os doentes pré-RTX (**P<0,01).

A figura seguinte mostra um gráfico representativo de um doente que permaneceu em remissão durante

3 meses após o repovoamento de células B periféricas.

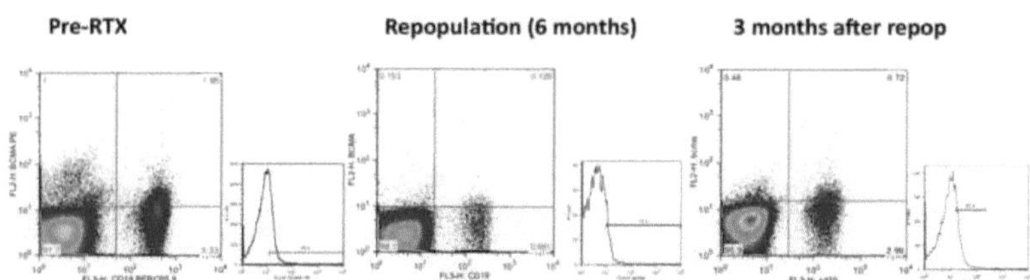

Figura 32: Gráfico de citometria de fluxo da expressão de BCMA num doente pré e pós-RTX.

O gráfico mostra a expressão de BCMA nas células B CD19+ dentro da porta de linfócitos, e o histograma mostra a expressão relativa de BCMA dentro da população CD19+ selecionada. A primeira experiência foi efectuada antes do RTX. O segundo gráfico representa o repovoamento. O terceiro gráfico representa a expressão de BCMA 3 meses depois.

5) Existe uma correlação entre a expressão de BBR e o tempo decorrido entre a repopulação de células B periféricas e a recaída clínica em doentes com AR pós-RTX?

As figuras mostram algumas correlações significativas entre a expressão de BAFF-R e o tempo decorrido entre o repovoamento e a recaída, em doentes com recaída < 7 meses após o repovoamento de células B periféricas. % A expressão de BAFF-R+ve mostrou uma correlação significativa com o tempo após o repovoamento em células B de transição naive (r^2 =0,38, p<0,01), maduras naive (r^2 =0,43, p<0,01) e pós-GC (r^2 =0,43, p<0,01).

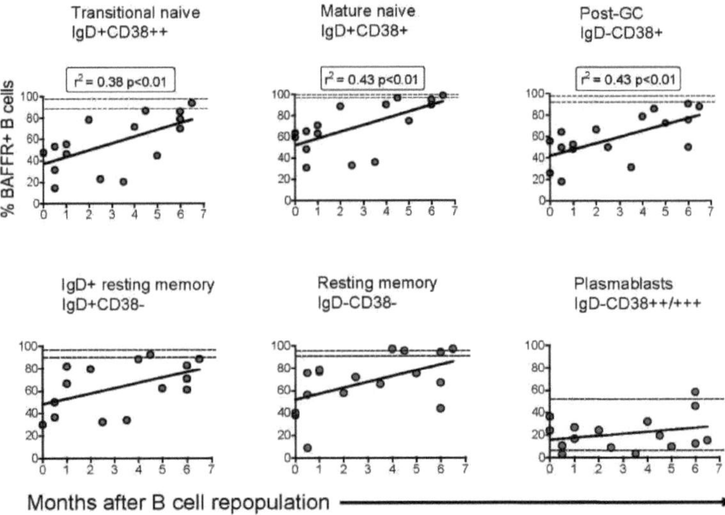

Figura 33: Correlação entre a expressão de BAFF-R+ve % e o tempo entre a repopulação de células B periféricas e a recidiva clínica.

Foi encontrada uma correlação direta significativa entre o tempo (meses) entre o repovoamento e a recaída e a expressão de % BAFF-R+ve nas células B maduras naive, de transição naive e pós-GC. As áreas a tracejado indicam o intervalo normal de valores de expressão de % BAFF-R+ve dados pelas respectivas subpopulações de células B em HC.

A expressão de BAFFR MFI foi significativamente relacionada com o tempo após o repovoamento em células B de transição naive (r2=0,53 p<0,001), pós-GC (r2=0,33 p<0,05), memória IgD-resting (r2=0,34, p<0,05) e plasmablastos (r2=0,41, p<0,01).

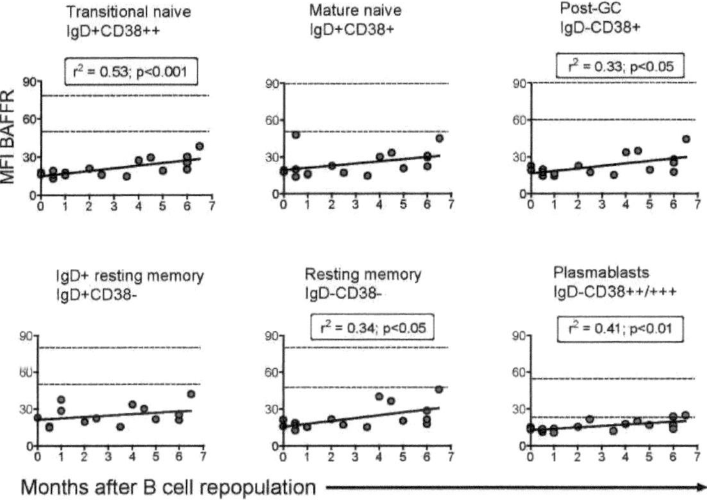

Figura 34: Correlação entre a expressão de BAFF-R MFI e o tempo decorrido entre a repopulação de células B periféricas e a recaída clínica.
Foi encontrada uma correlação significativa entre o tempo (meses) decorrido desde o repovoamento até à recaída e a expressão de BAFF-R MFI em células B de transição naive, pós-GC, células B de memória em repouso de IgD e plasmablastos. As áreas a tracejado indicam o intervalo normal dos valores de MFI de BAFF-R apresentados pelas respectivas subpopulações de células B em HC.

Não se registou qualquer correlação entre a expressão de TACI ou BCMA % ou MFI e o tempo após o repovoamento em nenhum dos subconjuntos de células B estudados *(dados não apresentados).*

5. níveis BAFF

Os níveis séricos de BAFF são apresentados na figura seguinte. Os níveis medianos de BAFF nos doentes pré-RTX (1,43 ng/ml, intervalo 0,84-2,39) estavam significativamente aumentados (p<0,05) em comparação com os HC (1,1 ng/ml, intervalo 0,89-1,24), embora se mantivessem dentro do intervalo normal descrito para os HC (<2,45ng/ml). Os níveis de BAFF em ambos os grupos pós-RTX estavam significativamente aumentados em comparação com os

HC e os doentes pré-RTX; os níveis medianos de BAFF nos doentes C-R eram de 2,33 ng/ml (intervalo 0,96-6,47), enquanto que nos doentes D-R diminuíram para 1,72 ng/ml (intervalo 1,14-4,35). Não se registou uma diferença significativa nos níveis de BAFF entre os dois grupos pós-RTX.

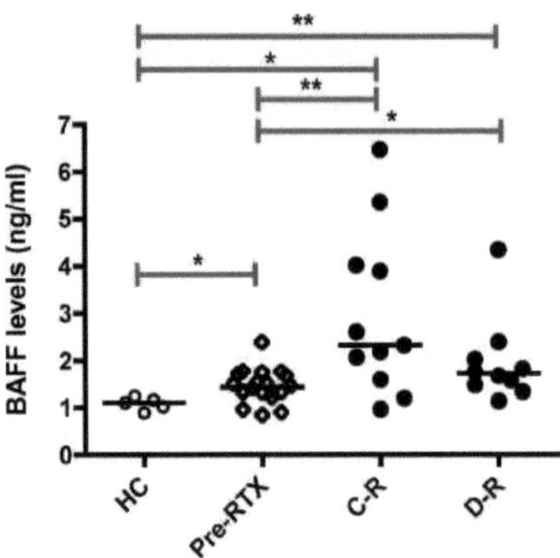

Figura 35: Níveis séricos de BAFF em HC, pacientes pré-RTX e pós-RTX.

Os níveis séricos de BAFF aumentam após o BCDT e diminuem novamente aquando do repovoamento das células B. Os níveis de BAFF em ambos os grupos pós-RTX foram significativamente aumentados em comparação com os pacientes HC e pré-RTX. Não houve diferença significativa nos níveis de BAFF entre os dois grupos pós-RTX (*P < 0,05; **P < 0,01).

Não se registou uma correlação significativa entre os níveis séricos de BAFF e o tempo decorrido entre a repopulação e a recaída, nem entre os níveis séricos de BAFF e o número de ciclos de RTX recebidos. Não foram encontradas correlações entre os níveis séricos de BAFF e os números absolutos ou a percentagem dos fenótipos de células B estudados *(dados não apresentados)*.

6. os níveis séricos de BAFF estão correlacionados com a expressão de BBR?

Foi encontrada uma correlação inversa significativa entre os níveis de BAFF e a expressão de %BAFF-R+ em todos os subconjuntos de células B, com exceção dos plasmablastos (p<0,0001) para as células transicionais naive (r2=0,39); maduras naive (r2=0,45); pós-GC (r2=0,49) e memória de repouso IgD (r2=0,42).

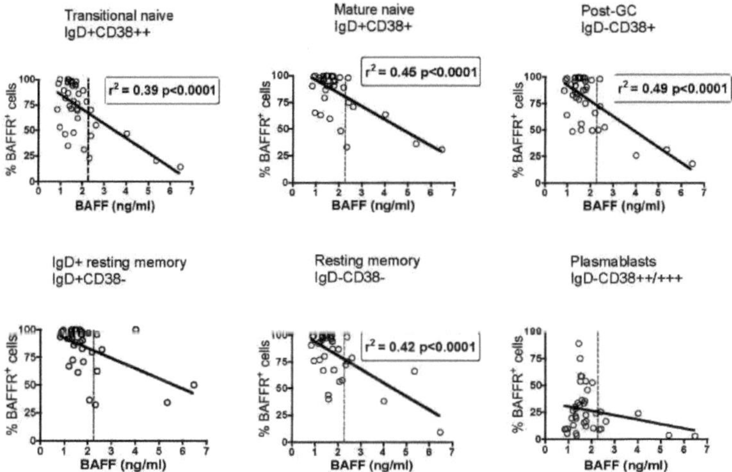

Figura 36: Correlação entre os níveis de BAFF e a expressão de BAFFR% +ve em doentes com AR.
Nesta análise, foram incluídos doentes com AR pré e pós-RTX. Existe uma correlação inversamente significativa para as células B naive (transitórias e maduras) e para as células B de memória pós-GC e de repouso de IgD. A correlação não foi significativa para os plasmablastos. O limite superior do normal para o BAFF sérico está representado por uma linha tracejada vertical.

Nos doentes pós-RTX, a correlação descrita manteve-se em todos os subconjuntos de células B, exceto nos plasmablastos e nas células B de memória de repouso IgD+ (p<0,001) para os pós-GC (r2=0,50) e p<0,01 para os naive transicionais e maduros (r2=0,41 para ambos) e para as células B de memória de repouso IgD- (r2=0,39).

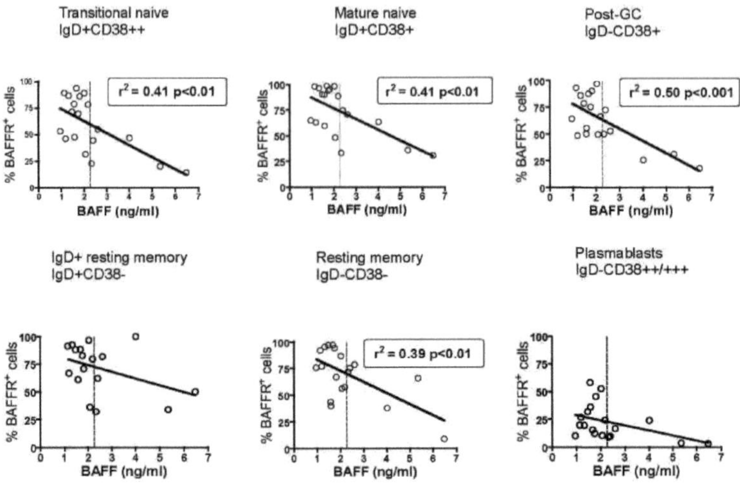

Figura 37: correlação entre os níveis de BAFF e BAFFR% +ve células B em doentes pós-RTX.
Mantém-se uma correlação inversa em ambos os subconjuntos de células B naive, bem como nas células B de memória pós-GC e de repouso de IgD. O limite superior do normal para o BAFF sérico é representado por uma linha tracejada vertical.

Não foi encontrada uma correlação significativa entre a expressão de BAFFR MFI e níveis de BAFF *(dados não mostrados).*

Os estudos TACI e BCMA não revelaram quaisquer correlações significativas entre níveis de BAFF e expressão do recetor em qualquer um dos grupos estudados *(dados não mostrados).*

Expressão de BAFFR em subgrupos de células B de doentes com TTP após

BCDT

Os dados clínicos estão resumidos nas tabelas 6 e 7. A idade média dos doentes com PTT foi de 50 anos (idade média de 52 anos, variação de 16-79). A idade média dos doentes com AR incluídos neste estudo foi de 50 anos (idade média 46, intervalo 32-80).

Devido à dificuldade de recolher amostras destes doentes antes de iniciar o tratamento (frequentemente de emergência), apenas foram recolhidas 3 apresentações *de novo*, pelo que estes casos foram incluídos nas análises descritivas, mas não nas estatísticas. Todos os 3 casos tinham recebido PEX e corticosteróides antes da colheita de sangue. Cinco doentes com TTP foram estudados aquando do repovoamento de células B (5-10 meses após RTX). Em todos os 12 doentes em remissão, o regresso das células B foi confirmado em amostras colhidas entre 10 e 68 meses após o RTX, tendo todos eles apresentado contagens de CD19 dentro ou mesmo superiores ao intervalo normal. Não existem dados sobre o tempo de repovoamento das células B periféricas nos 12 doentes com TTP em remissão.

Tabela 6: Dados demográficos e laboratoriais em doentes com TTP

	Age	Gender	Platelet count ($x10^9/L$)	ADAMTS13 (% normal value)	Nº cycles	Months after RTX
				ACUTE TTP		
1	65	M	16	26		
2	52	M	9	<5		
3	53	F	12	<5		
				TTP AT REPOPULATION		
1*	65	M	215	96	1	10
4	64	M	259	40	1	7
5	26	M	299	102	2	8
6	79	F	204	>100	1	5
7	36	F	335	88	1	6
				TTP IN REMISSION		
8	41	M	174	34	1	32
9	43	F	265	>100	1	44
10	53	F	288	75	1	68
11	16	F	277	37	1	18
12	72	M	475	91	1	14
13	52	F	289	>100	1	29
14	63	M	216	58	1	31
15	45	M	246	<5	1	51
16	44	M	191	115	1	33
17	42	F	274	109	1	54
18	29	F	544	99	1	10
19	57	F	279	16	1	60

* 1 y 1* são amostras do mesmo doente

Tabela 7: Dados demográficos e laboratoriais dos doentes com AR incluídos no estudo estudo comparativo com TTP

	Age	Gender	RHF	ACPA	Disease duration (years)	Months after RTX	N° cycles
1	45	F	+	+	12	6	1
2	32	F	-	-	2	10	1
3	80	F	+	+	22	6	1
4	60	F	+	+	4	5	1
5	40	F	+	+	3	6	1
6	48	F	-	-	3	7	1

1. Fenótipos das células B na repopulação de células B após rituximab

A figura seguinte mostra exemplos de gráficos de fenótipos de células B na repopulação de células B, conforme definido pela expressão relativa de IgD e CD27 para um doente com TTP e um doente com AR.

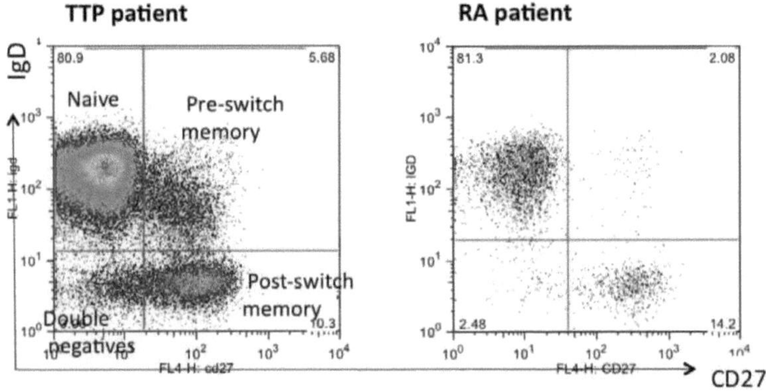

Figura 38: Gráficos representativos do fenótipo das células B no retorno das células B num doente com PTT e num doente com AR, de acordo com a expressão de IgD/CD27.

De seguida, são apresentados a % de células B positivas e os números absolutos de células B em cada subpopulação para ambas as doenças. Em cada caso, o fenótipo das células B repovoadas era predominantemente o das células B naive. As percentagens e os números absolutos das subpopulações de células B eram semelhantes, embora as células B pós-switch de memória IgD-CD27+ em doentes com PTT tendessem para percentagens mais elevadas em comparação com os doentes com AR, mas este facto não atingiu significado estatístico.

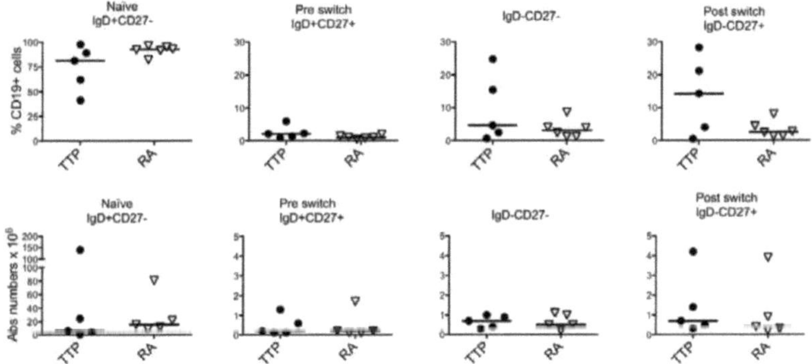

Figura 39: Comparação do fenótipo das células B (IgD/CD27) entre doentes com AR e TTP no retorno das células B.

A percentagem de células B positivas (CD19+) e os números absolutos de células B em cada subpopulação são apresentados para cada subpopulação em ambas as doenças. Não foram encontradas diferenças significativas.

2. Fenótipos das células B em doentes com TTP após retorno das células B

Os resultados seguintes comparam os valores medianos. A figura mostra a percentagem e o valor absoluto das subpopulações de células B dentro da porta CD19+. A maioria das células B em doentes em remissão após RTX permaneceu naive (como no retorno das células B), mantendo uma percentagem significativamente mais elevada em comparação com HC (91,8%, intervalo 82,8-96,8% vs 62%, intervalo 50,2-78,6%, $p<0.01$), correspondendo a percentagens mais baixas de células B CD27+ pré e pós-switch do que as dos HC (1,5 %, intervalo 0,4-5,4 % vs 9,6 %, intervalo 6,9-18,1 % e 1,7 %, intervalo 0,45-9,9 % vs 18,2, intervalo 11-35,9 % respetivamente, $p<0,05$ para ambos).

Os números absolutos dentro de cada subpopulação aumentaram significativamente entre as amostras de repopulação de células B e as amostras de remissão: para células B naive: 6,4 x10^6 células, intervalo 0,7-139,8 x10^6 vs 174,9 x10^6 , intervalo 66,2-1098 x10^6 , p<0,01; duplos negativos: 0,7 x10^6 , intervalo 0,3-1 x10^6 vs 5,4 x10^6 , intervalo 0,7-89,9 x10^6 , p<0,01; memória pré-mudança: 0,2 x10^6 , intervalo 0,1-1,3 x10^6 vs 4 x10^6 , intervalo 0,7-15,6 x10^6 , p<0,01; os números de células B CD27+ pós-switch apresentaram o menor aumento relativo em comparação com os valores no repovoamento de células B (0,7 x10^6 , intervalo 0,3-4,2 x10^6 vs 3,9 x10^6 , intervalo 0,7-122,1 x10^6 , p<0,05).

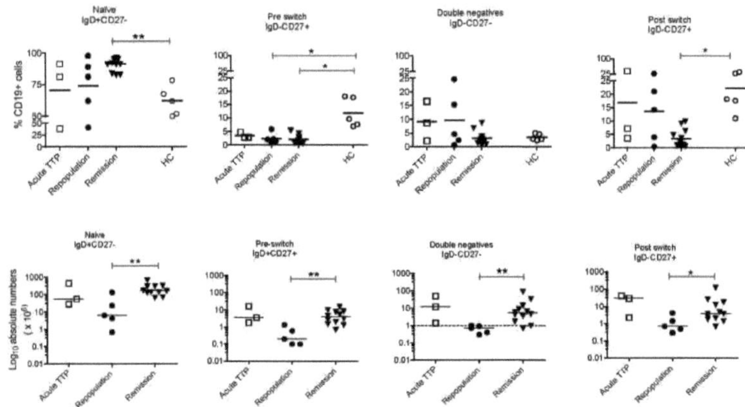

Figura 40: Evolução da distribuição do fenótipo das células B em doentes com TTP ao longo do tratamento com RTX.

As percentagens e os números absolutos de cada fenótipo de células B são apresentados neste gráfico. A maioria das células B em doentes em remissão após RTX permaneceu naive. Os números absolutos dentro de cada subpopulação aumentaram significativamente entre as amostras de células B de retorno e de remissão (*p<0,05;**p<0,01).

3. Existe uma correlação entre os fenótipos das células B e o tempo após a administração da terapia RTX?

Para estes cálculos, foi utilizado o tempo (meses) após a administração de RTX em vez do tempo após a repopulação, uma vez que o tempo exato de repopulação para os doentes com remissão a longo prazo de TTP era desconhecido, porque as contagens de linfócitos CD19+ não são determinadas por rotina na clínica de hematologia.

A análise de regressão linear confirmou uma diminuição significativa, dependente do tempo, da percentagem de células B naive ao longo do tempo, com um aumento das percentagens de células B pós-switch e duplo-negativas após RTX, mas as células B IgD+CD27+ pré-switch mostraram uma recuperação muito reduzida, mesmo após 68 meses de seguimento. Apenas as células B duplamente negativas (IgD-CD27-) atingiram valores próximos dos da HC (2,4%, intervalo 0,6-8,7 vs 2,8%, intervalo 2,34,9, embora apenas 2-3 anos após o RTX.

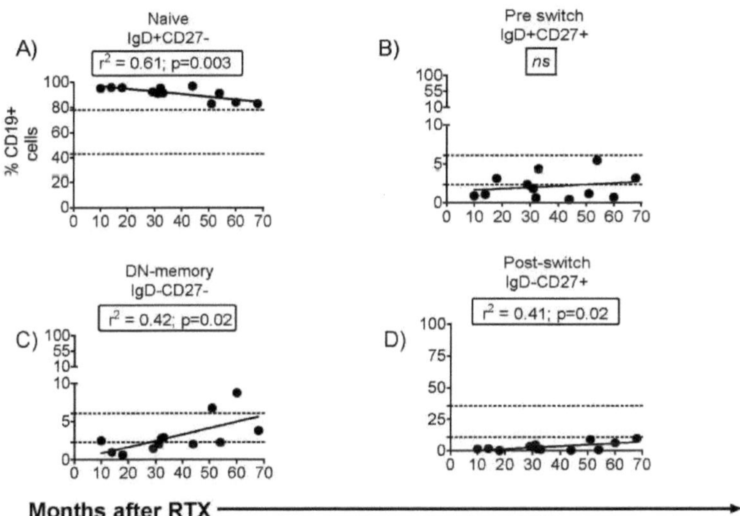

Figura 41: Relações entre as subpopulações de células B com o tempo após o rituximab (RTX). As percentagens de cada subpopulação de células B (CD19+) em doentes com PTT em remissão há mais de 10 meses após o tratamento são representadas num gráfico em função do tempo, em meses, após o RTX. Observa-se uma diminuição significativa, dependente do tempo, da percentagem de células B naive ao longo do tempo, com um aumento das percentagens de células B pós-switch e duplamente negativas (apresentadas na figura como DN-memory IgD-CD27-) após RTX. As áreas a tracejado indicam o intervalo normal de cada fenótipo de células B em HC.

4. expressão de BAFF-R na repopulação de células B

A figura seguinte mostra gráficos representativos da expressão de BAFF-R em células B CD19+ num doente com PTT e num doente com AR na repopulação de células B, mostrando que a expressão de BAFF-R também está reduzida nos doentes com PTT. A % de células B CD19+

positivas para BAFF-R em ambas as doenças foi aproximadamente metade da de HC.

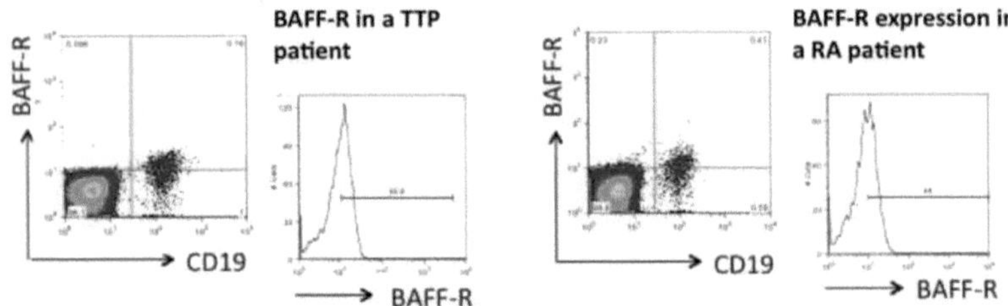

Figura 42: Expressão de BAFF-R em pacientes com TTP e AR no repovoamento

Gráficos representativos da expressão de BAFF-R em células B CD19+ dentro da porta de linfócitos e histogramas que mostram a percentagem de células CD19+ que expressam BAFF-R em doentes com TTP e AR.

Este facto foi confirmado nas coortes de doentes como um todo, tanto para a percentagem como para a MFI de BAFF-R. Não se registou uma diferença significativa na expressão de %BAFF-R entre os doentes com TTP e AR. Em comparação com os doentes com HC, a expressão de %BAFF-R nas subpopulações de células B nos doentes com PTT e AR foi significativamente inferior à dos doentes com HC (Mann Whitney Rank Sum): para células B naive: 99,8%, intervalo 99,3-99,9 em HC vs 47,9%, intervalo 30,868,9%, $p<0,01$ em AR e 44%, intervalo 18,9-85%, $p<0,05$ em PTT; duplos negativos: 98 %, variação de 96,2-99 % em HC vs 34,7 %, variação de 23,3-48,12 %, $p<0,01$ em AR e 16,7 %, variação de 7,6-59,6 %, $p<0,01$ em TTP; pré-comutação de memória: 99,7 %, variação de 99,5-99,8 % em HC vs 55 %, variação de 44,3-66,7 %, $p<0.01$ na AR e 65,2 %, variação de 26,7-83,3 %, $p<0,01$ no TTP; memória pós-switch: 98,1 %, variação de 97,5-98,8 % em HC vs 55,75, variação de 35,965,8 %, $p<0,01$ na AR e 51,1 %, variação de 10,7-74,1 %, $p<0,05$ no TTP.

Não se registaram diferenças significativas na expressão de BAFF-R (MFI) entre os grupos de doentes. A MFI de BAFF-R foi significativamente inferior à do HC em todas as subpopulações de células B: para células B naive: 60,4 MFI, intervalo 54,8-84,2 no HC vs 17,4 MFI, intervalo 13,624,2, $p<0,01$ na AR e 15,2 MFI, intervalo 12,7-23,1, $p<0,01$ no TTP; duplos negativos: 60,7 IFM, intervalo 58,4-80,4 em HC vs 16,1 IFM, intervalo 11,3-34, p<0,01 em AR e 15,5 IFM, intervalo 12,7-31,1, p<0,01 em TTP; pré-comutação de memória: 65,3 IFM, intervalo 60,8-83,5 em HC vs 19,6 IFM, intervalo 14.6-38, p<0,01 em AR e 18 MFI, intervalo 14,5-63,8, p<0,05 em TTP: memória pós-troca: 67,5 MFI, intervalo 61,7-83,1 em HC vs 18,9 MFI, intervalo 13,643, p<0,01 em AR e 15,1 MFI, intervalo 13,3-43, p<0,01 em TTP.

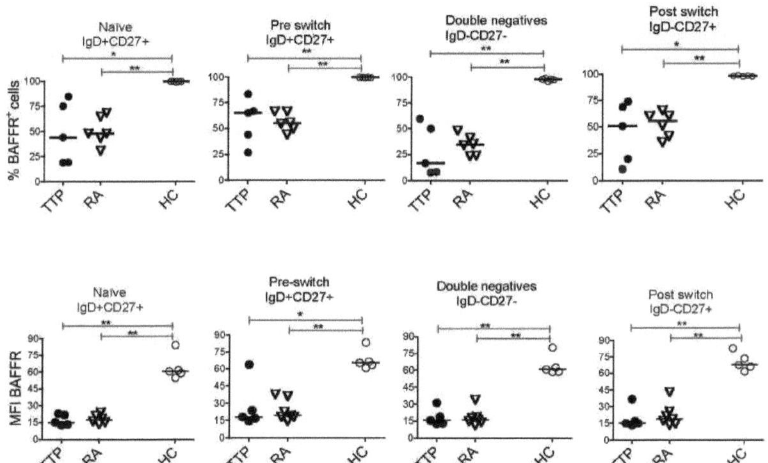

Figura 43: Expressão de BAFF-R em doentes com TTP e AR no retorno das células B.

Percentagem e MFI da expressão de BAFF-R+ve para ambos os grupos de doentes e para os HC nas 4 subpopulações de células B, tal como definidas por IgD e CD27. Não se registou uma diferença significativa na expressão de %BAFF-R entre os doentes com TTP e AR. Em comparação com HC, a expressão de %BAFF-R nas subpopulações de células B em doentes com PTT e AR foi significativamente inferior à de HC (**p<0,01;***p<0,001).

5. expressão de BAFF-R em doentes com TTP após repopulação de células B

Embora não tenha sido possível efetuar uma comparação estatística com o TTP agudo, verificou-se que, antes do RTX, a % de células B BAFF-R+ era semelhante à dos doentes em tratamento, era baixa em todas as subpopulações de células B no momento da repopulação de células B, tal como demonstrado anteriormente, mas aumentava em direção às dos doentes em tratamento nos doentes que permaneceram em remissão.

Ao comparar os doentes com TTP em remissão com os doentes em repovoamento, a % de células BAFF- R+ aumentou significativamente em todas as subpopulações de células B: células B naive: 94,7 %, intervalo 79,2-98,8 % vs 44 %, intervalo 18,9-85 %, p<0,05; duplos negativos: 89,8 %, intervalo 70,9-98,4 % vs 16,7 %, intervalo 7,6-59,6 %, p<0,01; memória pré-substituição: 89 %, intervalo 51,1-98,5 % vs 65,2 %, intervalo 26,7-83,3 %, p<0,05; memória pós-substituição: 87 %, intervalo 67,1-97,7 % vs 51,1 %, intervalo 10,7-74,1 %, p<0,05.

Ao comparar doentes com TTP em remissão com HC, a % de células BAFF-R+ manteve-se significativamente reduzida: células B naive: 94,7 %, intervalo 79,2-98,8 % vs 98,8 %, intervalo 96,8-99,9 %, p<0,01; duplos negativos: 89,8 %, intervalo 70,9-98,4 % vs 95 %, intervalo 83,6-98,4 %, p<0,01; memória pré-substituição: 89 %, intervalo 51,1-98,5 % vs 98,8 %, intervalo 96,3-99,8 %, p<0,01; memória pós-substituição: 87 %, intervalo 67,1-97,7 % vs 97,7 %, intervalo 95,5-98,8 %, p<0,01.

Embora não tenha sido incluída na análise estatística, a expressão (MFI) de BAFF-R nas células B de doentes com TTP de apresentação aguda pareceu ser mais baixa do que nos HC. A expressão de BAFF-R MFI aumentou significativamente nos doentes em remissão em comparação com a das células em repovoamento de células B, mas manteve-se significativamente mais baixa do que nos HC.

Ao comparar os doentes com TTP em remissão com os doentes em repovoamento, a expressão de BAFF-R MFI estava significativamente aumentada em todas as subpopulações de células B, exceto na pré-mutação de memória: células B naive: 35,2 MFI, intervalo 15,2-63,5 vs 15,2 MFI, intervalo 12,723,1, p<0,01; duplos negativos: 35,1 IFM, intervalo 19,7-55,4 vs 15,5 IFM, intervalo 12,731,1, p<0,01; memória *pós-switch*: 39 IFM, intervalo 25,8-52,2 vs 15,1 IFM, intervalo 13,336,7, p<0,01.

No entanto, a expressão de BAFF-R MFI permaneceu significativamente diminuída em todas as subpopulações de células B em doentes com TTP em remissão em comparação com HC: células B naive: 35,2 MFI, intervalo 15,2-63,5 vs 72,7 MFI, intervalo 54,8-217, p<0,01; duplos negativos: 35,1 IFM, intervalo 19,7-55,4 vs 69,4 IFM, intervalo 58,4-181, p<0,01; memória pré-conversão: 35,4 IFM, intervalo 16,7-57,2 vs 74,9 IFM, intervalo 60,8-216, p<0,01; memória pós-conversão: 39 IFM, intervalo 25,8-52,2 vs 78,1 IFM, intervalo 61,7-229, p<0,01.

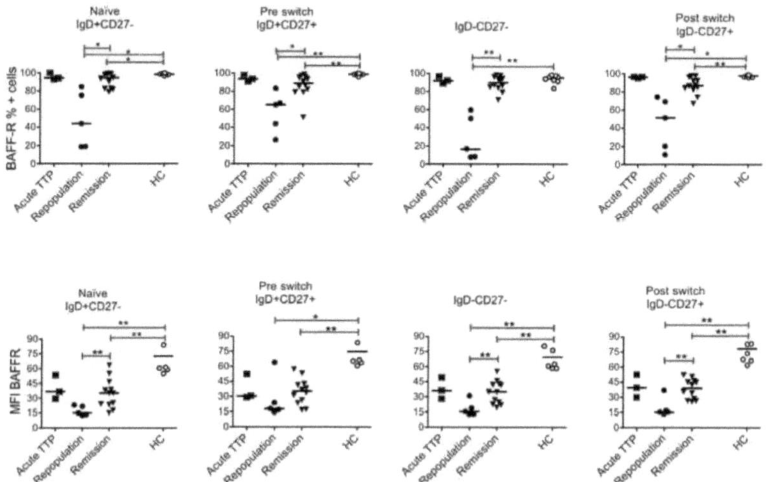

Figura 44: BAFF-R +ve % células B em subpopulações de células B em doentes com PTT antes e depois de RTX.

A percentagem e a expressão MFI de BAFF-R+ve em cada subpopulação, tal como definida por IgD/CD27, são apresentadas para as coortes de doentes pré-RTX, no regresso das células B e em doentes em remissão, e comparadas com os níveis em HC. A % de células B BAFF-R+ foi baixa em todas as subpopulações de células B no repovoamento de células B, mas aumentou em direção às do HC em doentes que permaneceram em remissão (*p<0,05; **p<0,01).

6. existe uma correlação entre a expressão de BAFFR e o tempo após

Foi administrada terapêutica com RTX?

A regressão linear confirmou que se verificou um aumento gradual da expressão de BAFF-R (% e MFI) relacionado com o tempo, em especial nas populações naive e pré-conversão. A expressão de BAFFR +ve % e MFI aumenta com o tempo, com uma correlação direta significativa para BAFFR +ve % de memória pré ($r^2 = 0,41$, $p<0,05$) e pós-switch *de* células B ($r^2 = 0,45$, $p<0,05$), e uma correlação direta significativa para a expressão de BAFFR +ve MFI em todos os subconjuntos de células B, como se mostra na figura. Como se viu nos dados anteriores, as células B BAFF-R+ (% de expressão) aumentaram para níveis quase normais em doentes com TTP durante a remissão após o retorno das células B. No entanto, o número de BAFF-R por célula (MFI) manteve-se muito abaixo dos limites normais para indivíduos saudáveis durante muitos meses após o RTX.

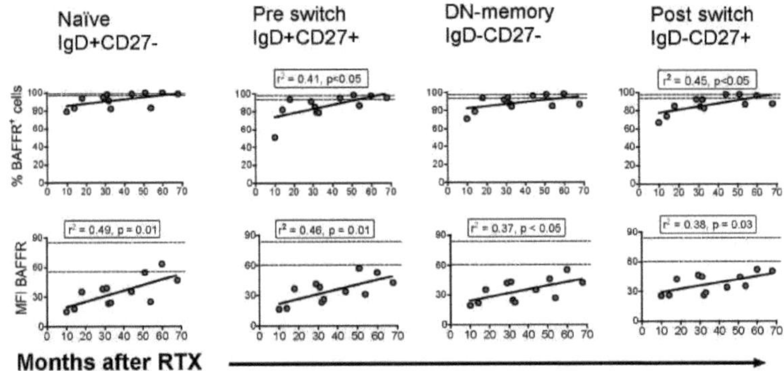

Figura 45: Relações entre a expressão de BAFF-R (% e MFI) e o tempo após o repovoamento de células B

São apresentadas percentagens e MFI da expressão de BAFFR +ve em doentes com TTP em remissão após repovoamento de células B. A expressão de BAFFR +ve % e MFI aumenta com o tempo, com uma correlação direta significativa para BAFFR +ve % de células B de memória pré e pós-switch, e uma correlação direta significativa para a expressão de BAFFR +ve MFI em todos os subconjuntos de células B. As linhas a tracejado mostram os limites dos níveis de BAFF-R % MFI em cada população de células B em HC.

7. níveis BAFF

Nos 3 doentes com TTP agudo, os níveis de BAFF estavam dentro dos limites normais (<1,9 ng/ml), mas podem ter sido influenciados por PEX/corticosteróides administrados antes da colheita. Após RTX, os níveis de BAFF aumentaram significativamente aquando do repovoamento de células B em doentes com TTP em comparação com HC (3,1 ng/ml, intervalo 1,6-4,4 vs 1 ng/ml, intervalo 0,9-1, $p<0,05$). Durante a remissão após o retorno das células B, os níveis medianos de BAFF em doentes com TTP diminuíram significativamente em comparação com os níveis no retorno das células B (1,49 ng/ml; intervalo 0,9-3,2 vs 3,1 ng/ml, intervalo 1,6-4,4, p<0,05), sem diferença significativa em comparação com HC.

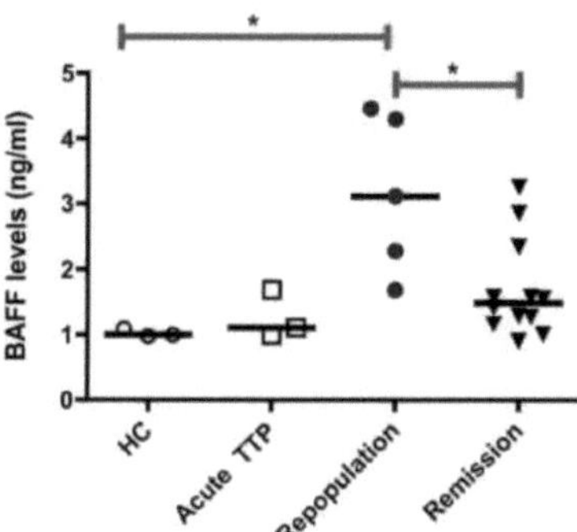

Figura 46: Níveis séricos do BAFF nos grupos HC e TTP antes e depois do RTX.

Após RTX, os níveis de BAFF aumentaram significativamente aquando do repovoamento de células B em doentes com TTP em comparação com HC (p<0,05). Durante a remissão após o retorno das células B, os níveis medianos de BAFF nos doentes com TTP diminuíram significativamente em comparação com os níveis no retorno das células B (*p <0,05).

Foi encontrada uma correlação negativa significativa (r2 = 0,55, p<0,01) entre os níveis séricos de BAFF e o tempo após a terapia com RTX, com os níveis mais elevados de BAFF encontrados em amostras colhidas mais perto da infusão da terapia.

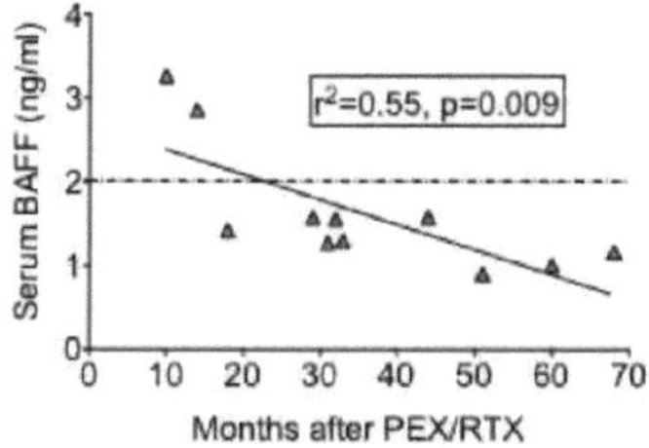

Figura 47: Relação entre os níveis séricos de BAFF e o tempo após RTX em doentes que permanecem em remissão a longo prazo.

Foi encontrada uma correlação negativa entre os níveis séricos de BAFF e o tempo após a terapêutica com RTX. As linhas tracejadas indicam o limite superior do intervalo normal para o BAFF sérico.

Os níveis séricos de BAFF foram também comparados com o número de células B

CD19+ durante a remissão; não foi encontrada qualquer correlação, mas a maioria dos doentes apresentou uma recuperação robusta após o RTX, situando-se dentro do intervalo normal *(dados não apresentados).*

8. os níveis séricos de BAFF estão correlacionados com a expressão de BAFF-R?

Foi encontrada uma correlação inversa estatisticamente significativa entre os níveis de BAFF e a expressão de BAFF-R (% e MFI) em doentes com TTP em remissão em todas as subpopulações de células B.

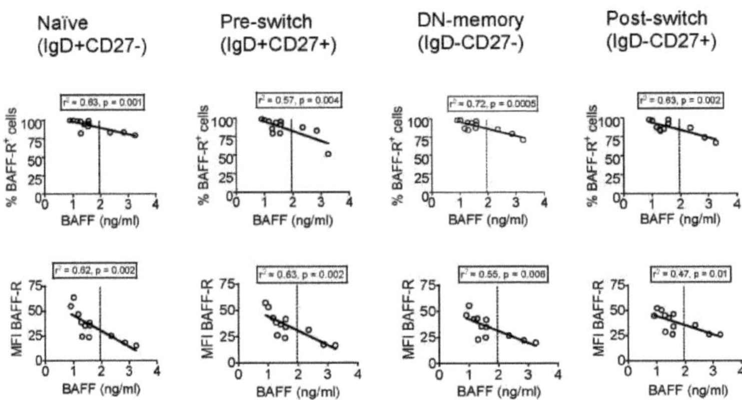

Figura 48: Relações entre os níveis séricos de BAFF após RTX e a expressão de BAFF-R.

A expressão de BAFFR (% e MFI) é representada num gráfico em relação aos níveis séricos de BAFF em doentes em remissão, encontrando-se uma correlação inversa estatisticamente significativa em todas as subpopulações de células B. As linhas sólidas representam a regressão linear calculada e as estatísticas de correlação. As linhas verticais indicam o limite superior do intervalo normal para BAFF sérico.

CAPÍTULO 8

DISCUSSÃO

Padrões de recidiva na coorte de AR tratada com RTX na UCL

A terapia de depleção de células B baseada em RTX revelou-se uma terapia eficaz e segura, com dados disponíveis a longo prazo sobre a sua utilização durante mais de 10 anos [44, 47-49, 76]. As observações clínicas a longo prazo levaram à confirmação dos dois padrões de recidiva após RTX [36, 74], embora neste estudo as frequências de ambos os padrões sejam diferentes das observações iniciais. O padrão C-R é mais frequente do que o padrão D-R (70% vs 30%).

O tempo decorrido desde o tratamento até ao repovoamento das células B periféricas e o padrão de recaída para cada doente individual são importantes na prática clínica diária, uma vez que podem ajudar a determinar a duração de cada ciclo de RTX, tal como descrito na coorte de doentes da UCL, embora exista uma grande variabilidade entre os doentes. Deste facto podem ser identificadas duas vantagens principais; em primeiro lugar, o clínico pode evitar ciclos de RTX desnecessários, reduzindo o custo da terapêutica. Um estudo recente sobre a relação custo-eficácia salientou que o retratamento com RTX em caso de recidiva clínica foi considerado pelo menos equivalente ao regime mais intensivo proposto [187]. A segunda vantagem centra-se na redução dos efeitos secundários. Os ciclos repetidos de RTX podem produzir hipogamaglobulinémia [44, 65], que aumenta claramente com os ciclos repetidos, sobretudo para a IgM e, em menor frequência, para a IgG [66], especialmente em doentes tratados com um esquema de retratamento fixo de 6 meses [78]. A hipogamaglobulinemia pode levar a um aumento da frequência de infecções em doentes predispostos [67].

Tal como se observa na prática clínica diária na UCL, a maioria dos doentes mantém o mesmo padrão de recidiva nos ciclos seguintes, o que constitui uma vantagem para o planeamento preventivo de futuros ciclos de RTX. Alguns doentes apresentam mesmo uma duração de remissão mais longa após vários ciclos. Outro facto importante é que os doentes com atividade persistente da doença após 1-2 ciclos de tratamento obtêm uma melhor resposta após vários ciclos de RTX [55], possivelmente porque os ciclos subsequentes de RTX terão conseguido uma depleção mais extensa das células B nos tecidos sólidos.

As estratégias de retratamento na UCL baseiam-se na experiência do especialista em observações clínicas anteriores [63, 188]. Na sua clínica especializada, a contagem de linfócitos CD19+ é monitorizada com precisão; para fins clínicos, deve ser determinada antes do RTX, 3 meses após a terapêutica para confirmar a depleção e, em seguida, a cada 2-3 meses até ser confirmada a repopulação de células B periféricas. Os doentes devem ser seguidos de muito perto após o primeiro ciclo e devem ser submetidos a tratamento aos primeiros sinais de recaída. Os ciclos seguintes seriam então planeados de acordo com a duração do ciclo anterior [75]. Esta estratégia tem sido aplicada nos últimos anos, com os doentes a serem geralmente tratados um mês antes da altura calculada para a recaída com base no ciclo anterior, evitando a recaída na maioria dos casos.

Os dados da literatura relativos às estratégias de retratamento são muito limitados. A maioria dos estudos segue uma estratégia "tratar para atingir o alvo", tal como recomendado na última declaração de consenso para a utilização de RTX na AR, considerando o retratamento às 24 semanas em doentes que não atingem a remissão ou apresentam baixa atividade da doença [49]. O estudo de Emery também favoreceu uma estratégia de tratar para atingir o objetivo, visando uma remissão DAS-28, reduzindo a frequência de crises de AR com as mesmas taxas de infecções e eventos adversos graves [189]. O registo belga MIRA, que acompanha 401 doentes, salienta que os doentes devem ser tratados de novo antes de apresentarem um surto óbvio e recomenda o retratamento sistemático dos doentes com uma atividade da doença remanescente de DAS28 > 3,2 [190].

No entanto, outros estudos reflectem outras estratégias de retratamento. O estudo suíço sugere o retratamento dos respondedores com atividade residual remanescente da doença aos 6 meses, para manter e melhorar a resposta, ao passo que nos respondedores óptimos "esperam para ver", fazendo o retratamento a qualquer sinal de retorno da atividade da doença [191]. A estratégia aplicada na UCL segue esse algoritmo, mas acrescentando a estratégia de retratamento preventivo de acordo com a duração do ciclo anterior, a fim de evitar futuros surtos [75]. Um estudo alemão recente avaliou a utilidade da ultrassonografia com Doppler para detetar alterações inflamatórias e, por conseguinte, prever a necessidade de uma nova terapia com RTX. Concluíram que a ecografia com Power Doppler foi capaz de detetar o início da atividade da doença antes do agravamento dos sintomas; por conseguinte, pode ser um instrumento muito poderoso para avaliar a atividade da doença e tomar decisões terapêuticas mais precoces [192].

Subpopulações de células B em doentes com AR e TTP após RTX

Na experiência da AR, a elevada percentagem de células B de transição observada nos doentes C-R reflecte o processo de repovoamento inicial, caracterizado por estas células B imaturas iniciais, que rapidamente se transformam em células B maduras ingénuas [36, 37]. Os doentes C-R tenderão a recidivar com números absolutos e percentuais mais elevados de células B de transição naive, enquanto os doentes D-R terão valores absolutos e percentuais mais elevados de células B maduras naive.

A percentagem e o número absoluto de plasmoblastos aumentaram aquando da repopulação, mas não atingiram significado estatístico. Este resultado sugere que, nos doentes C-R, existe uma rápida diferenciação das células B naive para um fenótipo plasmablasto, o que desencadearia uma recaída. Foi sugerido que, após RTX, a composição do conjunto de células B que regressam pode prever o momento subsequente de recaída em doentes com AR [57]. Uma proporção da população transitória de células B naive já estaria comprometida com a diferenciação para ISC nesses doentes. Os aumentos dos níveis de auto-anticorpos associados à recaída após RTX [62] reforçam esta possibilidade. As reservas de células B de memória são baixas aquando da repopulação e tendem a aumentar após vários meses, mas persistem muito baixas nos doentes D-R.

No estudo de repopulação do TTP e da AR, não se registaram diferenças significativas nas subpopulações de células B no regresso das células B após RTX entre os doentes com AR e TTP, embora se tenha verificado uma tendência para uma percentagem mais elevada de células B de memória pós-switch nos doentes com TTP, apesar de estarem em remissão clínica. Após o regresso à periferia de células B predominantemente naive após RTX, os níveis de células B de memória pré e pós-switch em doentes com PTT permaneceram significativamente mais baixos do que em controlos saudáveis, com um aumento gradual mesmo após 51/2 anos de seguimento. Mesmo assim, os compartimentos de células B de memória não conseguiram atingir os níveis observados nos HC.

Após a terapia de depleção de células B, as células B repovoam-se principalmente a partir de células B naive, com a regeneração do pool de células B de memória frequentemente atrasada [36, 193]. Uma das primeiras observações relativas à cinética das células B após a terapia de depleção de células B em doenças auto-imunes foi que a recaída ocorria no momento ou após o retorno das células B, e que o retorno das células B reflectia a ontogenia [36, 37]. No entanto, o número relativo de células B que regressam não tem sido um indicador fiável da probabilidade de regresso dos sintomas, nem em doentes com AR nem em TTP [63, 127].

A fraca reconstituição das células B de memória pode refletir os efeitos indirectos a longo prazo do RTX nas células B, descritos tanto após o transplante de órgãos [34] como noutras doenças auto-imunes [36, 39]. As razões não são totalmente compreendidas, mas foi sugerido que as reacções produtivas do centro germinal podem ser perturbadas devido a alterações microambientais causadas pela ausência de, ou redução de, células B maduras [38, 39, 194].

Até à data, todos os doentes com AR que respondem ao RTX parecem acabar por ter uma recaída, embora a redução significativa dos sintomas possa, por vezes, durar muitos meses ou mesmo alguns anos. Em contrapartida, a maioria dos doentes com TTP tratados com RTX pode entrar em remissão a longo prazo (anos ou mesmo para toda a vida) após um único ciclo de RTX. O estudo de doentes com TTP em remissão após um ciclo de RTX tem sido muito útil para acompanhar os efeitos do RTX a longo prazo nas subpopulações de células B. Os doentes com AR necessitam normalmente de ciclos subsequentes de RTX, pelo que não estão normalmente disponíveis amostras de doentes com AR em remissão a longo prazo após RTX.

Os resultados também sugerem que a reconstituição lenta das células B de memória em doentes com TTP está associada a períodos prolongados de remissão. Uma vez que a recaída está mais fortemente associada ao regresso ou ao aumento dos auto-anticorpos contra a ADAMTS13, a seleção e a diferenciação de clones de células B especificamente auto-reactivos a partir de populações de células B naive e/ou de memória também devem desempenhar um papel fundamental. Se derivar de células B naive recém-geradas, a produção de anti-ADAMTS13 pode envolver adicionalmente uma alteração da afinidade através da expansão clonal e da hipermutação somática. As hipóteses de seleção, expansão e diferenciação de clones auto-reactivos suficientes em células secretoras de imunoglobulinas podem, portanto, ser baixas após RTX em doentes com TTP.

No entanto, a ajuda das células T para clones produtores de auto-anticorpos pode ser relativamente abundante na AR em comparação com o TTP devido à natureza potencialmente promíscua das células B com especificidade para Fc de IgG ou proteínas citrulinadas [42, 72, 195]. Haveria, portanto, muito mais hipóteses de expansão de clones potencialmente patogénicos na AR.

Expressão BAFFR

O BAFF-R é expresso na maioria das células B de transição à saída da MO [160] e aumenta a sua expressão máxima (>99%) ao atingir a fase madura naive no sangue periférico humano. A expressão de BAFF-R em subgrupos de células B antes do BCDT foi semelhante em doentes com AR e PTT naive para RTX, bem como em HC, tal como descrito anteriormente através da análise de 15 doentes com AR ativa pré-RTX [71] e confirmado num estudo maior que analisou 208 doentes com AR pré-RTX [57].

De la Torre et al. tinham relatado anteriormente uma expressão significativamente mais baixa (MFI) de BAFF-R e também % de células B que expressam BAFF-R, em células B naive e de memória, tal como definidas com base em IgD/CD27, em doentes com AR em recaída, após um período de melhoria clínica importante induzida com RTX. A expressão de BAFF-R era mais baixa nos doentes C-R, pelo que o seu mecanismo de recaída envolve provavelmente células B auto-reactivas precoces que superam as consequências de níveis mais baixos de sinalização de BAFF-R [71].

No presente estudo, foram analisados os três BBRs e a população de plasmablastos foi incluída no estudo do fenótipo. Embora tenham sido analisadas as expressões % e MFI para cada BBR, o estudo centrou-se na análise da %

A expressão BBR deve-se ao facto de a variabilidade dos resultados ser menor do que a dos cálculos da IFM, que variam em função das condições experimentais e das flutuações do laser em função do dia em que a amostra foi analisada.

Em doentes com AR pós-RTX, a proporção de células B de transição naive que expressam BAFF-R foi significativamente reduzida, particularmente em C-R. No estudo comparativo RA-TTP, a expressão de BAFF-R no repovoamento (% e MFI) foi notavelmente reduzida em ambas as doenças. Embora a expressão de BAFF-R tenha aumentado gradualmente com o tempo após o RTX em doentes com TTP, não conseguiu atingir níveis comparáveis aos dos doentes pré-RTX ou com HC, mesmo após mais de 5 anos em alguns doentes.

Estes resultados são semelhantes aos achados na ontogenia, em que as células B naive (frequentemente CD5+, que são células B muito precoces) expressam menos BAFF-R em comparação com as células B adultas [136]. Em doentes com deficiência de BAFF-R, que formam um subgrupo de doentes com CVID de início tardio, há um número severamente reduzido de todos os subgrupos de células B maduras, mas há um aumento das proporções de células B de transição [157], o que reflecte a necessidade de as células B naive sinalizarem através de BAFF/BAFF-R e da sinalização BCR tónica para sobreviverem [132]. Uma redução parcial da expressão de BAFF-R nas células B naive, como se observa após RTX, pode possivelmente diminuir o nível de expressão de marcadores anti-apoptóticos mantidos através deste recetor, reduzindo assim a proporção de células capazes de amadurecer mais.

Sugeriu-se que o BAFF sérico cronicamente elevado exerce um feedback negativo sobre a expressão de BAFF-R, talvez devido à internalização ou à eliminação, independentemente da exposição a agonistas das células B [137, 148]. Em alternativa, a baixa expressão de BAFF-R pode ser uma

fenómeno de repovoamento em que as células B recém-nascidas expressam fisiologicamente menos BAFFR, como demonstrado em recém-nascidos prematuros [136].

No entanto, alguns doentes com AR recaem apesar da sua baixa expressão de BAFF-R, o que sugere que ultrapassariam as desvantagens da baixa expressão/sinalização de BAFF-R, seguindo um mecanismo de recaída diferente [71]. Os doentes D-R necessitam provavelmente de uma massa crítica de células B auto-reactivas e teriam tempo para "normalizar" a sua expressão de BBR, pelo que o seu mecanismo de recaída seguiria uma via mais "normal" [182]. Nestes doentes, a maturação para os grupos de células B de memória ou ISC autoreactivas prossegue durante períodos de tempo variáveis até se atingir um ponto crítico em que se precipita a recaída, sendo necessária uma "acumulação" de células B naive e de memória para desencadear a recaída.

Expressão de BCMA

O papel do BCMA na função das células B continua a ser confuso; é predominantemente expresso no aparelho de Golgi [176], enquanto a expressão à superfície das células parece ser baixa nas células B humanas normais. Exprime-se principalmente nos plasmócitos e pensa-se que é fundamental para manter a sobrevivência dos plasmócitos de longa duração BM [177]. É adquirido em células B maduras acompanhado pela perda de expressão de BAFFR, coincidente com a diferenciação em ISC [138, 196]. O papel deste recetor adquire importância nas células B malignas do MM, onde a sua expressão à superfície está presente e pode contribuir para o crescimento e sobrevivência dos plasmócitos malignos [178]. Verificou-se que a expressão de BCMA está aumentada nas células lúpicas em comparação com as células HC [179-181], especialmente nos plasmablastos e nas células B de memória, mas também nas células B de transição, reflectindo possivelmente um maior grau de ativação das células B [179].

Neste estudo, a expressão de BCMA (% e MFI) foi semelhante entre os HC e todos os grupos de AR, com exceção de ligeiros aumentos nas populações de memória em repouso nos doentes pós-RTX. Ambos os grupos pós-RTX mostraram um ligeiro aumento da expressão BCMA % nos plasmablastos, mas sem atingir significado estatístico. Isto apoiaria a hipótese de a ativação dos plasmablastos promover a recaída em ambos os grupos de doentes.

Expressão TACI

O papel do TACI nas respostas das células B é complexo, com resultados funcionais contrastantes consoante o contexto e as condições. O TACI liga-se preferencialmente a complexos oligomerizados de BAFF e APRIL ligados ao substrato [197] e, em cooperação com a sinalização através de TLR (em grande parte através da via ERK/JNK), pensa-se que esteja envolvido na produção de IgM independente de CD40 [167]. A falta de expressão de TACI resulta numa redução dos níveis séricos de IgA e IgG, mas num aumento do número de células B, atribuído à perda de sinais inibitórios para as respostas mediadas por BAFF-R e CD40 observada com a expressão normal de TACI. Pensa-se que a co-ligação de TACI e proteoglicanos é essencial para a recombinação de comutadores de classe [172], com defeitos na expressão de TACI associados a algumas formas de deficiência comum variável e de IgA no homem [198]. Utilizando anticorpos agonistas, Sakurai e colegas mostraram que a estimulação de células B com anti-BAFF-R mais CD40L regulava positivamente a TACI expressão. Foi então demonstrado que os anticorpos para TACI suprimem a produção de Ig [171].

Os resultados deste estudo mostram que a expressão de %TACIve+ foi significativamente mais baixa nos subconjuntos de células B de memória nos doentes pós-RTX em comparação com os HC. A expressão de TACI MFI tendeu a ser mais baixa nos doentes em repovoamento, embora só tenha atingido significado estatístico nas células B de memória em repouso IgD+. Não se sabe se este facto reflecte uma falta de regulação positiva de TACI ou uma regulação negativa devida à internalização ou eliminação de BAFF ligado. A modulação da expressão de TACI pode, no entanto, tornar as células B menos reactivas à sinalização inibitória através de TACI, talvez por BAFF solúvel, permitindo uma diferenciação mais fácil para ISC a partir do pool pós-GC.

Estudos BBR em doenças auto-imunes

Poucos estudos investigaram a expressão do BBR em células B do sangue periférico humano de diferentes doenças.

O primeiro estudo foi efectuado em 2004 e investigou as células B malignas do MM. Verificaram que as células B periféricas em HC, incluindo as células B1 naive, de memória e CD5+, expressam BAFFR e TACI (expressos em níveis mais elevados nas células B maduras CD27+), e nenhum ou pouco BCMA. No entanto, as células MM têm uma expressão variável de BAFFR e expressam BCMA à superfície, o que sugere um papel potencial deste recetor no crescimento e sobrevivência dos plasmócitos malignos. Verificam também que o BAFF está presente em secções de medula óssea de doentes com MM e que as células MM podem expressar BAFF, ao contrário do HC. No seu conjunto, sugerem uma expressão alterada de BAFF/BBRs que contribui para a acumulação progressiva de células B malignas caraterística do MM [178].

Vários estudos centraram-se na expressão de BBR nas células B do LES. Todos eles encontraram uma expressão BAFF-R MFI mais baixa nas células do LES em comparação com as células do HC [148, 179-181]. Infelizmente, a maioria dos estudos não descreve dados sobre a %

de expressão de BBR, concentrando-se apenas na expressão de MFI, e não fornece dados sobre terapias actuais ou anteriores, o que poderia influenciar esses resultados se os doentes tivessem recebido previamente agentes depletores de células B.

Carter et al. descreveram que o BAFF-R de superfície total não estava diminuído nos doentes com LES, mas o BAFF-R disponível para o BAFF estava diminuído devido à ocupação prévia por BAFF aumentado. Concluíram que as células B de doentes com LES eram seletivamente menos reactivas ao BAFF exógeno, o que era consistente com a diminuição dos níveis de receptores disponíveis na superfície das células. De acordo com os seus resultados, a ocupação de BAFF-R nas células B poderia contribuir para os mecanismos da doença no LES e servir como biomarcador da atividade da doença. Por conseguinte, os agentes que visam o BAFF teriam de ultrapassar a ligação persistente do BAFF ao BAFF-R [199].

Sellam et al descreveram uma expressão reduzida de MFI BAFF-R em células B periféricas em doentes com ESP e LES em comparação com HC. Nenhum destes doentes tinha recebido terapêutica direcionada para as células B. Salientaram também que toda a população de células B periféricas expressava BAFF-R, pelo que a % de expressão de BAFF-R não estava alterada. Encontraram uma correlação negativa entre a concentração sérica de BAFF e o nível de BAFF-R nas células B. Sugeriram que os níveis cronicamente elevados de BAFF poderiam reduzir a expressão de BAFF-R na superfície celular através de regulação pós-transcricional [148].

Um estudo de 2010 sobre o LES, realizado por Zhao et al, encontrou níveis mais elevados de BAFF no plasma e uma diminuição da expressão de BAFFR % e MFI em doentes com doença ativa de início recente, explicando essa diminuição pela desregulação de BAFFR devido a uma maior ocupação por BAFF elevado. Foi encontrada uma forte correlação negativa entre BAFF e a taxa de expressão de BAFFR nas células B. A expressão de TACI e BCMA foi aumentada nas células B periféricas em doentes com nefrite lúpica [181]. Não foram fornecidas informações sobre a terapêutica atual e anterior recebida.

Koarada et al. também descreveram uma diminuição da expressão de BAFF-R MFI e um aumento da expressão de BCMA MFI em células B RP105- (CD180-), um subconjunto de células pré-plasmáticas, em comparação com HC [180].

Um estudo posterior de Kim et al encontrou novamente uma expressão significativamente mais baixa de BAFF-R MFI em células lúpicas, bem como uma expressão aumentada de BCMA MFI em plasmablastos, células B de memória e de transição, reflectindo possivelmente um maior grau de ativação das células B [179].

Níveis BAFF

Os níveis de BAFF em doentes com AR pré-BCDT eram semelhantes aos de controlos saudáveis, tal como demonstrado em estudos anteriores [57, 70, 71]. Na recaída, os níveis de BAFF variaram muito, mas foram significativamente mais elevados do que os de HC em ambos os grupos pós-RTX.

No estudo TTP-RA, os níveis séricos de BAFF estavam aumentados na maioria dos doentes aquando do regresso das células B e diminuíram com o tempo após o tratamento durante a remissão. Foram encontrados níveis séricos aumentados de BAFF em doentes com TTP agudo, mas os doentes agudos analisados neste estudo já tinham recebido esteróides, o que poderia ter normalizado os níveis de BAFF. Os níveis séricos de BAFF estavam elevados aquando do repovoamento das células B, mas normalizaram nos doentes em remissão a longo prazo.

Correlação entre a expressão de BAFFR e os níveis de BAFF

No estudo da AR, a correlação dos níveis séricos de BAFF com a % de células BAFF-R+ve nas células B maduras transitórias e naive, bem como nos subconjuntos de células B de memória, foi muito forte. Este facto sugere que as consequências de níveis elevados de BAFF em doentes com AR podem desempenhar um papel na sobrevivência das células B e na reconstituição do pool de células B periféricas após a terapia de depleção de células B. No entanto, não se observa qualquer correlação para os plasmablastos, o que reflecte o facto de BAFFR se perder antes da fase de plasmablasto, promovendo a diferenciação das células B em direção às ISC [196], mas não a ativação das células B em si [138].

No estudo TTP, registou-se uma forte associação negativa entre a concentração de BAFF sérico e a expressão de BAFF-R (% e MFI) em doentes em remissão de longa duração. Este resultado sugere que, após RTX, um dos principais factores que contribuem para uma baixa % de células BAFF-R+ e, em particular, para uma baixa expressão de BAFF-R (MFI), foi uma forte associação negativa com a concentração de BAFF sérico. Foi demonstrado anteriormente que níveis de BAFF superiores aos presentes no soro normal modulam a expressão de BAFF-R na ausência de sinalização NFkB produtiva *in vitro* [138]. No estudo atual, mesmo níveis modestos de BAFF sérico, dentro dos limites normais, parecem estar significativamente associados de forma inversa à expressão de BAFF-R, mas não ao número de células B CD19 + per se, em doentes com PTT em remissão.

A ligação de BAFF a BAFF-R é necessária para a sobrevivência das células B e está associada a uma sinalização produtiva através de NFkB em ratinhos [200]. *In vitro*, foi demonstrado que o BAFF exógeno reduz a expressão de BAFF-R devido à internalização ou talvez à libertação de BAFF-R [148]. Noutras experiências, demonstrou-se que BAFF aumenta a diferenciação dependente de T (CD40L+IL2, IL4, IL10) em células B humanas para ISC, ganhando um fenótipo $CD27^{hi}$ BCMA+. Em contrapartida, o BAFF adicionado às células B após estimulação dependente de T com CpG, IL2 e IL15 inibiu a produção de imunoglobulinas [138]. Na HC, as células B de transição ingénuas são normalmente impedidas de se diferenciarem em ISC quando estimuladas através do seu BCR, mesmo na presença de co-estimulação dependente de T e independente de T. Isto pode refletir um check-point negativo precoce. Isto poderia refletir um ponto de controlo negativo precoce para evitar a ativação de células B naive por antigénio solúvel.

A baixa percentagem de células B BAFF-R+ em populações precoces naive aqui encontrada poderia resultar em células B menos viáveis capazes de entrar em pools foliculares ou GC-. No entanto, uma vez que as células B que saem da medula óssea em doentes com AR têm uma elevada proporção de BCR auto-reactivos, a sobrevivência reduzida destas células B recém-saídas pode ser ultrapassada por uma sinalização positiva "inadequada" através do BCR nestas populações naive [10, 66, 201]. Isto pode potencialmente resultar numa rápida diferenciação para ISC, o que coincidiria com a distribuição do fenótipo das células B nos doentes com C-R.

O efeito de níveis elevados de BAFF na expressão de BAFF-R e no potencial de sobrevivência pode também aumentar a competição entre células B normais e autoreactivas. A seleção para o pool pós-GC pode ser determinada pela especificidade dos BCR. Por conseguinte, é possível que a expansão e a maturação em ISC de certas populações de células B auto-reactivas com uma vantagem de sobrevivência (como as células RhF-B) sejam favorecidas nestas condições

[202]. As células RhF-B são "promíscuas" e podem obter ajuda de células T com uma variedade de especificidades [42]. Por conseguinte, estas células B auto-reactivas sofreriam uma seleção e expansão preferenciais até um nível crítico para a ocorrência de uma recaída clínica.

Correlação entre a expressão de BAFFR e o tempo após a infusão de repovoamento/RTX

No estudo da AR, existe uma correlação clara entre o tempo após o repovoamento de células B e a expressão de BAFFR, atingindo significância estatística para a expressão em % e MFI em células B de transição e pós-GC naive, e para a expressão em % em células B maduras naive.

Os resultados analisados para o TTP de remissão a longo prazo após RTX também mostram que a expressão de BAFFR % aumenta gradualmente com o tempo após a infusão de

RTX. Não estão disponíveis dados exactos de repopulação para esses doentes, pelo que não foram utilizados. Nos doentes com TTP em remissão estudados, uma expressão BAFF-R MFI mais baixa em comparação com os HC mantém-se durante anos após o BCDT.

A expressão do recetor BBR imita a ontogenia e é reduzida no repovoamento após BCDT, tal como acontece nas células B neonatais, conforme descrito no estudo de Kaur, mostrando que se traduz em diferenças funcionais reflectidas pela redução da proliferação de células B após estimulação com BAFF recombinante humano e anti-IgM [136]. A hipótese que se conclui neste estudo é que uma situação semelhante ocorreria na repopulação de células B após BCDT.

De facto, os resultados do estudo TTP podem representar um mecanismo que contribui para o atraso no regresso da doença. Aparentemente, como consequência da remoção, pelo RTX, de uma grande proporção do pool de células B maduras, as células B naive geradas a partir daí apresentam uma acentuada regulação negativa da expressão de BAFF-R, inversamente relacionada com os níveis séricos de BAFF. A expansão de células B naive repovoadas com um número reduzido de BAFF-R por célula num ambiente tão rico em BAFF parece ter, inversamente, um efeito negativo na expressão de BAFF-R.

Limitações do estudo

As principais limitações do estudo estão relacionadas com estudos retrospectivos ou transversais, ou são devidas ao pequeno número de doentes. Os critérios de recaída utilizados na UCL baseiam-se na atividade da doença, nos níveis de PCR e nas variações da RHF, e não se centram nas pontuações DAS-28.

O número de doentes incluídos nos estudos experimentais é reduzido, devido à dificuldade em encontrar doentes disponíveis que se qualificassem para os estudos. Havia muito poucos doentes com TTP disponíveis, especialmente antes de receberem a sua terapêutica com

RTX. Os dados relativos aos doentes com TTP são frequentemente incompletos, uma vez que o protocolo seguido na clínica hematológica não inclui a determinação das contagens de CD19 ou outros dados.

Os estudos TACI em doentes com AR pós-RTX não são conclusivos, porque o número de células B de memória é reduzido durante muito tempo após o tratamento, pelo que o cálculo de

A TACI é difícil neste tipo de experiência. Relativamente ao BCMA, este recetor está normalmente presente nas células plasmáticas e não nas células B periféricas, pelo que os cálculos deste recetor no sangue periférico têm um valor limitado, mais uma vez sem resultados conclusivos.

O estudo comparativo entre doentes com AR e PTT no repovoamento após RTX foi efectuado com amostras frescas para a AR. No entanto, tiveram de ser utilizadas amostras congeladas no TTP, porque não estavam disponíveis amostras frescas; a congelação da amostra não deve alterar os estudos da subpopulação B ou a expressão de BAFF-R+ve %, mas pode alterar a expressão de BAFF-R MFI, pelo que este estudo não se centrou nesse parâmetro.

Finalmente, ao rever a literatura disponível, a maioria dos autores fornece dados sobre a expressão da IFM dos BBRs estudados, mas não da % de expressão, o que dificultou a interpretação dos dados. Estes estudos centraram-se na expressão % do BBR porque os resultados são menos variáveis.

CAPÍTULO 9

CONCLUSÕES

- Existem dois padrões de recaída após repovoamento em doentes com AR tratados com RTX, com uma maior frequência de doentes concordantes (70 % dos doentes) identificados no presente estudo.

- O esquema de retratamento para doentes com AR em BCDT basear-se-ia inicialmente na estratégia "tratar para atingir o alvo", de modo a alcançar a remissão da doença ou uma baixa atividade da doença. Em caso de atividade persistente da doença, podem ser administrados até três ciclos consecutivos, uma vez que a depleção de células B nos tecidos sólidos é mais lenta. Quando a doença estiver em remissão, será administrado um novo ciclo logo que surjam os primeiros sinais clínicos ou analíticos (aumento dos níveis de PCR ou dos níveis de auto-anticorpos) de atividade da doença. Os ciclos preventivos adicionais seriam administrados de acordo com a duração do ciclo anterior, retirando os doentes normalmente um mês antes da altura prevista para a recaída.

- A monitorização da depleção e repovoamento de células B por citometria de fluxo de alta sensibilidade é útil para identificar a duração do ciclo de cada doente e prever novas recaídas. Este procedimento pode ser padronizado na prática clínica diária. Os eventos adversos secundários e o custo da terapia podem ser reduzidos se esta estratégia for aplicada.

- O processo de repopulação de células B após RTX em doentes com AR e TTP segue um padrão semelhante ao da ontogenia, com uma maior frequência de células B naive e uma regeneração tardia do pool de células B de memória. O estudo de doentes com PTT em remissão permite analisar as alterações a longo prazo que o RTX provoca nas subpopulações de células B, uma vez que os doentes podem permanecer em remissão a longo prazo após um ciclo de RTX, ao contrário dos doentes com AR.

- A expressão de BAFF-R é mais baixa no repovoamento periférico de células B após RTX em doentes com AR (doentes com um padrão C-R) e doentes com TTP, e tende a aumentar com o tempo após o repovoamento, imitando a ontogenia, embora não atinja os valores anteriores observados em doentes naive ao RTX. Os estudos de expressão de TACI e BCMA em doentes com AR antes e depois do RTX não fornecem dados adicionais.

- O mecanismo de recaída nos doentes C-R seria então independente do sistema BAFF/BBR, uma vez que as células B recém-nascidas (de transição) teriam uma expressão diminuída de BAFFR, incapaz de se ligar aos níveis aumentados de BAFF. Factores não relacionados com as células B podem também desempenhar um papel importante neste subgrupo de doentes.

- Os doentes com AR que recaem meses após o repovoamento (D-R) necessitam provavelmente de uma massa crítica de células B auto-reactivas para recaírem e teriam tempo para "normalizar" a sua expressão de BBR, pelo que o seu mecanismo de recaída seguiria uma via mais "normal".

- O RTX produz alterações a longo prazo nos fenótipos das células B e na expressão de BAFF-R, mesmo após apenas um ciclo de tratamento, tal como observado em doentes com TTP em remissão. O facto de as células B naive (IgD+CD27-) predominarem durante períodos tão longos após o RTX, juntamente com a regulação negativa dos receptores para BAFF, pode contribuir indiretamente para o atraso na reativação da doença em doentes com TTP e provavelmente em doentes com AR D-R.

- A monitorização de diferentes subpopulações de células B e da expressão de BAFF-R em doentes com TTP após RTX pode fornecer um monitor celular para factores associados ao prolongamento da remissão, tal como observado em doentes com TTP em remissão e possivelmente em doentes com AR com um padrão D-R.

- Embora o estudo tenha identificado diferenças na expressão de BBR em doentes C-R e D-R, a monitorização dos níveis séricos de BAFF e da expressão de BBR não é conclusiva para prever o padrão de recaída no doente com AR tratado com RTX, pelo que não pode ser sugerida para a prática clínica diária.

BIBLIOGRAFIA

1. Scott DL, Wolfe F, Huizinga TW: Artrite reumatoide. *Lancet* 376(9746), 1094-1108 (2010).
2. Arnett FC, Edworthy SM, Bloch DA *et al*: The American Rheumatism Association 1987 revised criteria for the classification of rheumatoid arthritis. *Arthritis Rheum* 31(3), 315-324 (1988).
3. Aletaha D, Neogi T, Silman AJ *et al.*: 2010 rheumatoid arthritis classification criteria: an American College of Rheumatology/European League Against Rheumatism collaborative initiative. *Ann Rheum Dis* 69(9), 1580-1588 (2010).
4. Smolen JS, Breedveld FC, Burmester GR *et al*: Treating rheumatoid arthritis to target: 2014 update of the recommendations of an international task force. *Ann Rheum Dis*, (2015).
5. Smolen JS, Landewe R, Breedveld FC *et al*: Recomendações da EULAR para a gestão da artrite reumatoide com medicamentos anti-reumáticos modificadores da doença sintéticos e biológicos: atualização de 2013. *Ann Rheum Dis* 73(3), 492-509 (2014).
6. Rantapaa-Dahlqvist S, De Jong BA, Berglin E *et al*: Antibodies against cyclic citrullinated peptide and IgA rheumatoid fator predict the development of rheumatoid arthritis. *Arthritis Rheum* 48(10), 2741-2749 (2003).

7 . Edwards JC, Cambridge G, Abrahams VM: Do self-perpetuating B lymphocytes drive human autoimmune disease? *Immunology* 97(2), 188-196 (1999)

8. Nemazee D, Buerki K: Eliminação clonal de linfócitos B auto-reactivos em quimeras de medula óssea. *Proc Natl Acad Sci U S A* 86(20), 8039-8043 (1989).
9. Fulcher DA, Basten A: Reduced life span of anergic self-reactive B cells in a double-transgenic model. *J Exp Med* 179(1), 125-134 (1994).
10. Samuels J, Ng YS, Coupillaud C, Paget D, Meffre E: Impaired early B cell tolerance in patients with rheumatoid arthritis. *J Exp Med* 201(10), 1659-1667 (2005).
11. Leandro MJ: Subpopulações de células B em humanos e sua suscetibilidade diferencial à depleção com anticorpos monoclonais anti-CD20. *Arthritis Res Ther* 15 Suppl 1, S3 (2013).
12. Klein U, Rajewsky K, Kuppers R: As células B do sangue periférico de imunoglobulina humana (Ig)M+IgD+ que expressam o antigénio de superfície celular CD27 são portadoras de genes da região variável com mutações somáticas: CD27 como marcador geral de células B com mutação somática (memória). *J Exp Med* 188(9), 1679-1689 (1998).
13. Fecteau JF, Cote G, Neron S: Uma nova população de células B CD27-IgG+ de memória no sangue periférico que exprime genes VH com baixa frequência de mutação somática. *J Immunol* 177(6), 3728-3736 (2006).
14. Berkowska MA, Driessen GJ, Bikos V *et al*: Human memory B cells originate from three distinct germinal center-dependent and -independent maturation pathways. *Blood* 118(8), 2150-2158 (2011).
15. Bohnhorst JO, Bjorgan MB, Thoen JE, Natvig JB, Thompson KM: A classificação Bm1-Bm5 das células B do sangue periférico revela células fundadoras do centro germinal circulantes em indivíduos saudáveis e perturbações nas subpopulações de células B em doentes com síndrome de Sjogren primária. *J Immunol* 167(7), 3610-3618 (2001).
16. Odegard VH, Schatz DG: Targeting of somatic hypermutation. *Nat Rev Immunol* 6(8), 573-583 (2006).
17. Chaudhuri J, Alt FW: Class-switch recombination: interação entre transcrição, desaminação do ADN e reparação do ADN. *Nat Rev Immunol* 4(7), 541-552 (2004).
18. Weill JC, Weller S, Reynaud CA: Human marginal zone B cells. *Revisão anual de imunologia* 27, 267-285 (2009).
19. Maclennan IC: Germinal centers. *Revisão anual de imunologia* 12, 117-139 (1994).
20. Mond JJ, Vos Q, Lees A, Snapper CM: Antigénios independentes das células T. *Curr Opin Immunol* 7(3), 349-354 (1995).
21. Kaser A, Dunzendorfer S, Offner FA *et al*: B lymphocyte-derived IL-16 attracts dendritic cells and Th cells. *J Immunol* 165(5), 2474-2480 (2000).

22. Marston B, Palanichamy A, Anolik JH: Células B na patogénese e no tratamento da artrite reumatoide. *Curr Opin Rheumatol* 22(3), 307-315 (2010).
23. Takemura S, Klimiuk PA, Braun A, Goronzy JJ, Weyand CM: A ativação das células T na sinóvia reumatoide depende das células B. *J Immunol* 167(8), 4710-4718 (2001).
24. Maloney DG, Grillo-Lopez AJ, Bodkin DJ *et al*: IDEC-C2B8: resultados de um ensaio de fase I com doses múltiplas em doentes com linfoma não-Hodgkin recidivante. *J Clin Oncol* 15(10), 3266-3274 (1997).
25. Maloney DG, Grillo-Lopez AJ, White CA *et al*: IDEC-C2B8 (Rituximab) terapia com anticorpo monoclonal anti-CD20 em pacientes com linfoma não-Hodgkin de baixo grau recidivante. *Sangue* 90(6), 2188-2195 (1997).
26. Cragg MS, Walshe CA, Ivanov AO, Glennie MJ: A biologia do CD20 e o seu potencial como alvo para a terapia com mAb. *Curr Dir Autoimmun* 8, 140-174 (2005).
27. Glennie MJ, French RR, Cragg MS, Taylor RP: Mechanisms of killing by anti- CD20 monoclonal antibodies. *Mol Immunol* 44(16), 3823-3837 (2007).
28. Reff ME, Carner K, Chambers KS *et al*: Depletion of B cells in vivo by a chimeric mouse human monoclonal antibody to CD20. *Blood* 83(2), 435-445 (1994).
29. Anderson KC, Bates MP, Slaughenhoupt BL, Pinkus GS, Schlossman SF, Nadler LM: Expression of human B cell-associated antigens on leukemias and lymphomas: a model of human B cell differentiation. *Blood* 63(6), 1424-1433 (1984).
30. Leandro MJ, Cooper N, Cambridge G, Ehrenstein MR, Edwards JC: Células da linhagem B da medula óssea em doentes com artrite reumatoide após terapêutica com rituximab. *Rheumatology (Oxford)* 46(1), 29-36 (2007).
31. Teng YK, Wheater G, Hogan VE *et al*: A indução da depleção de células B a longo prazo em doentes com artrite reumatoide refractária afecta preferencialmente a imunidade humoral autoreactiva mais do que protetora. *Arthritis Res Ther* 14(2), R57 (2012).
32. Edwards JC, Szczepanski L, Szechinski J *et al*: Efficacy of B-cell-targeted therapy with rituximab in patients with rheumatoid arthritis. *N Engl J Med* 350(25), 2572-2581 (2004).
33. Storek J, Ferrara S, Ku N, Giorgi JV, Champlin RE, Saxon A: B cell reconstitution after human bone marrow transplantation: recapitulation of ontogeny? *Bone Marrow Transplant* 12(4), 387-398 (1993).
34. Avanzini MA, Locatelli F, Dos Santos C *et al*: Reconstituição de linfócitos B após transplante de células-tronco hematopoiéticas: imaturidade funcional e lenta recuperação de células B CD27+ de memória. *Exp Hematol* 33(4), 480-486 (2005).
35. Bemark M, Holmqvist J, Abrahamsson J, Mellgren K: Translational MiniReview Series on B cell subsets in disease. Reconstituição após transplante de células estaminais hematopoiéticas - revelação de vias de desenvolvimento de células B e fenótipos de linhagem. *Clin Exp Immunol* 167(1), 15-25 (2012).
36. Leandro MJ, Cambridge G, Ehrenstein MR, Edwards JC: Reconstituição de células B do sangue periférico após depleção com rituximab em pacientes com artrite reumatoide. *Arthritis Rheum* 54(2), 613-620 (2006).
37. Roll P, Palanichamy A, Kneitz C, Dorner T, Tony HP: Regeneration of B cell subsets after transient B cell depletion using anti-CD20 antibodies in rheumatoid arthritis. *Arthritis Rheum* 54(8), 2377-2386 (2006).
38. Anolik JH, Friedberg JW, Zheng B *et al*: B cell reconstitution after rituximab treatment of lymphoma recapitula a ontogenia das células B. *Clin Immunol* 122(2), 139-145 (2007).
39. Anolik JH, Barnard J, Owen T *et al*: Delayed memory B cell recovery in peripheral blood and lymphoid tissue in systemic lupus erythematosus after B cell depletion therapy. *Arthritis Rheum* 56(9), 3044-3056 (2007).
40. Thurlings RM, Teng O, Vos K *et al*: Clinical response, pharmacokinetics, development of human anti-chimaeric antibodies, and synovial tissue response to rituximab treatment in patients with rheumatoid arthritis. *Ann Rheum Dis* 69(2), 409-412 (2010).
41. Reddy V, Croca S, Gerona D *et al*: Serum rituximab levels and efficiency of B cell depletion: differences between patients with rheumatoid arthritis and systemic lupus erythematosus. *Rheumatology (Oxford)* 52(5), 951-952 (2013).
42. Roosnek E, Lanzavecchia A: Efficient and selective presentation of antigenantibody complexes by rheumatoid fator B cells. *J Exp Med* 173(2), 487-489 (1991).

43. Edwards JC, Cambridge G: Sustained improvement in rheumatoid arthritis following a protocol designed to deplete B lymphocytes. *Rheumatology (Oxford)* 40(2), 205-211 (2001).
44. Van Vollenhoven RF, Emery P, Bingham CO, 3rd *et al*: Long-term safety of rituximab in rheumatoid arthritis: 9.5-year follow-up of the global clinical trial programme with a focus on adverse events of interest in RA patients. *Ann Rheum Dis* 72(9), 1496-1502 (2013).
45. Cohen SB, Emery P, Greenwald MW *et al*: Rituximab for rheumatoid arthritis refractory to anti-tumor necrosis fator therapy: Results of a multicenter, randomized, double-blind, placebo-controlled, phase III trial evaluating primary efficacy and safety at twenty-four weeks. *Arthritis Rheum* 54(9), 2793-2806 (2006).
46. Emery P, Fleischmann R, Filipowicz-Sosnowska A *et al:* The efficacy and safety of rituximab in patients with active rheumatoid arthritis despite methotrexate treatment: results of a phase IIB randomized, double-blind, placebo-controlled, dose-ranging trial. *Arthritis Rheum* 54(5), 1390-1400 (2006).
47. Rubbert-Roth A, Tak PP, Zerbini C *et al*: Efficacy and safety of various repeat treatment dosing regimens of rituximab in patients with active rheumatoid arthritis: results of a Phase III randomized study (MIRROR). *Rheumatology (Oxford)* 49(9), 1683-1693 (2010).
48. Emery P, Deodhar A, Rigby WF *et al*: Efficacy and safety of different doses and retreatment of rituximab: a randomised, placebo-controlled trial in patients who are biological naive with active rheumatoid arthritis and an inadequate response to methotrexate (Study Evaluating Rituximab's Efficacy in MTX iNadequate rEsponders (SERENE)). *Ann Rheum Dis* 69(9), 1629-1635 (2010).
49. Buch MH, Smolen JS, Betteridge N *et al*: Declaração de consenso actualizada sobre a utilização de rituximab em doentes com artrite reumatoide. *Ann Rheum Dis* 70(6), 909-920 (2011).
50. Boumans MJ, Thurlings RM, Gerlag DM, Vos K, Tak PP: Resposta ao rituximab em doentes com artrite reumatoide em diferentes compartimentos do sistema imunitário. *Arthritis Rheum* 63(11), 3187-3194 (2011).
51. Sellam J, Hendel-Chavez H, Rouanet S *et al*: B cell activation biomarkers as predictive factors for the response to rituximab in rheumatoid arthritis: a sixmonth, national, multicenter, open-label study. *Arthritis Rheum* 63(4), 933-938 (2011).
52. Roll P, Dorner T, Tony HP: Anti-CD20 therapy in patients with rheumatoid arthritis: predictors of response and B cell subset regeneration after repeated treatment. *Arthritis Rheum* 58(6), 1566-1575 (2008).
53. Vital EM, Rawstron AC, Dass S *et al*: Reduced-dose rituximab in rheumatoid arthritis: efficacy depends on degree of B cell depletion. *Arthritis Rheum* 63(3), 603-608 (2011).
54. Dass S, Rawstron AC, Vital EM, Henshaw K, Mcgonagle D, Emery P: Highly sensitive B cell analysis predicts response to rituximab therapy in rheumatoid arthritis. *Arthritis Rheum* 58(10), 2993-2999 (2008).
55. Vital EM, Dass S, Rawstron AC *et al*: Management of nonresponse to rituximab in rheumatoid arthritis: predictors and outcome of re-treatment. *Arthritis Rheum* 62(5), 1273-1279 (2010).
56. Looney RJ, Anolik JH, Campbell D *et al*: B cell depletion as a novel treatment for systemic lupus erythematosus: a phase I/II dose-escalation trial of rituximab. *Arthritis Rheum* 50(8), 2580-2589 (2004).
57. Sellam J, Rouanet S, Hendel-Chavez H *et al*: As células B de memória do sangue são perturbadas e predizem a resposta ao rituximab em pacientes com artrite reumatoide. *Arthritis Rheum* 63(12), 3692-3701 (2011).
58. Vugmeyster Y, Beyer J, Howell K *et al*: Depleção de células B por um anticorpo anti-CD20 humanizado PRO70769 em Macaca fascicularis. *J Immunother* 28(3), 212-219 (2005).
59. Rehnberg M, Amu S, Tarkowski A, Bokarewa MI, Brisslert M: Short- and longterm effects of anti-CD20 treatment on B cell ontogeny in bone marrow of patients with rheumatoid arthritis. *Arthritis Res Ther* 11(4), R123 (2009).

60. Nakou M, Katsikas G, Sidiropoulos P *et al*: Rituximab therapy reduces activated B cells in both the peripheral blood and bone marrow of patients with rheumatoid arthritis: depletion of memory B cells correlates with clinical response. *Arthritis Res Ther* 11(4), R131 (2009).
61. Kamburova EG, Koenen HJ, Boon L, Hilbrands LB, Joosten I: In vitro effects of rituximab on the proliferation, activation and differentiation of human B cells. *Am J Transplant* 12(2), 341-350 (2012).
62. Cambridge G, Leandro MJ, Edwards JC *et al*: Serologic changes following B lymphocyte depletion therapy for rheumatoid arthritis. *Arthritis Rheum* 48(8), 2146-2154 (2003).
63. Popa C, Leandro MJ, Cambridge G, Edwards JCW: Repeated B lymphocyte depletion with rituximab in rheumatoid arthritis over 7 yrs. *Rheumatology (Oxford)* 46(4), 626-630 (2007).
64. Moller B, Aeberli D, Eggli S *et al*: Class-switched B cells display response to therapeutic B-cell depletion in rheumatoid arthritis. *Arthritis Res Ther* 11(3), R62 (2009).
65. Van Vollenhoven RF, Emery P, Bingham CO, 3rd *et al*: Longterm safety of patients receiving rituximab in rheumatoid arthritis clinical trials (Segurança a longo prazo dos doentes que recebem rituximab em ensaios clínicos de artrite reumatoide*)*. *J Rheumatol* 37(3), 558-567 (2010).
66. De La Torre I, Leandro MJ, Valor L, Becerra E, Edwards JC, Cambridge G: Níveis totais de imunoglobulina sérica em pacientes com AR após múltiplos ciclos de depleção de células B baseados em rituximab: relação com a cinética das células B. *Rheumatology (Oxford)*, (2012).
67. Becerra E Cambridge G, De La Torre I, Leandro Mj: Long-term safety of rituximab in patients with rheumatoid arthritis. *Int J Clin Rheumatol.* 7(4), 383390 (2012).
68. Gong Q, Ou Q, Ye S *et al.*: Importance of cellular microenvironment and circulatory dynamics in B cell immunotherapy (Importância do microambiente celular e da dinâmica circulatória na imunoterapia com células B). *J Immunol* 174(2), 817-826 (2005).
69. Thurlings RM, Vos K, Wijbrandts CA, Zwinderman AH, Gerlag DM, Tak PP: Synovial tissue response to rituximab: mechanism of action and identification of biomarkers of response. *Ann Rheum Dis* 67(7), 917-925 (2008).
70. Cambridge G, Stohl W, Leandro MJ, Migone TS, Hilbert DM, Edwards JC: Níveis circulantes de estimulador de linfócitos B em doentes com artrite reumatoide após tratamento com rituximab: relações com a depleção de células B, anticorpos circulantes e recaída clínica. *Arthritis Rheum* 54(3), 723-732 (2006).
71. De La Torre I, Moura RA, Leandro MJ, Edwards J, Cambridge G: B-cell- activating fator recetor expression on naive and memory B cells: relationship with relapse in patients with rheumatoid arthritis following B-cell depletion therapy. *Ann Rheum Dis* 69(12), 2181-2188 (2010).
72. Cambridge G, Perry HC, Nogueira L *et al.*: O efeito da terapia de depleção de células B na evidência serológica de ativação de células B e plasmablastos em doentes com artrite reumatoide ao longo de múltiplos ciclos de tratamento com rituximab. *J Autoimmun* 50, 67-76 (2014).
73. Leandro MJ, Edwards JC, Cambridge G: Clinical outcome in 22 patients with rheumatoid arthritis treated with B lymphocyte depletion. *Ann Rheum Dis* 61(10), 883-888 (2002).
74. Popa C, Leandro MJ, Cambridge G, Edwards JC: Repeated B lymphocyte depletion with rituximab in rheumatoid arthritis over 7 yrs. *Rheumatology (Oxford)* 46(4), 626-630 (2007).
75. Leandro MJ, Becerra-Fernandez E: Terapias com células B na artrite reumatoide estabelecida. *Best Pract Res Clin Rheumatol* 25(4), 535-548 (2011).
76. Mease PJ, Cohen S, Gaylis NB *et al*: Efficacy and safety of retreatment in patients with rheumatoid arthritis with previous inadequate response to tumor necrosis fator inhibitors: results from the SUNRISE trial. *J Rheumatol* 37(5), 917-927 (2010).
77. Keystone E, Fleischmann R, Emery P *et al*: Safety and efficacy of additional courses of rituximab in patients with active rheumatoid arthritis: an open-label extension analysis. *Arthritis Rheum* 56(12), 3896-3908 (2007).
78. De La Torre I Leandro M, Gerona D, Valor L, Carreno L e Cambridge G: Impacto de

esquemas de retratamento não fixo versus fixo de 6 meses nas imunoglobulinas séricas após rituximab em pacientes com artrite reumatoide *J Clin Cell Immunol S6: 005.*, (2013).

79. Mukhtyar C, Flossmann O, Hellmich B *et al*: Outcomes from studies of antineutrophil cytoplasm antibody associated vasculitis: a systematic review by the European League Against Rheumatism systemic vasculitis task force. *Ann Rheum Dis* 67(7), 1004-1010 (2008).
80. Smith KG, Jones RB, Burns SM, Jayne DR: Comparação a longo prazo do tratamento com rituximab para lúpus eritematoso sistémico refratário e vasculite: Remissão, recidiva e retratamento. *Arthritis Rheum* 54(9), 2970-2982 (2006).
81. Jones RB, Ferraro AJ, Chaudhry AN *et al*: A multicenter survey of rituximab therapy for refractory antineutrophil cytoplasmic antibody-associated vasculitis. *Arthritis Rheum* 60(7), 2156-2168 (2009).
82. Keogh KA, Ytterberg SR, Fervenza FC, Carlson KA, Schroeder DR, Specks U: Rituximab for refractory Wegener's granulomatosis: report of a prospective, open-label pilot trial. *Am J Respir Crit Care Med* 173(2), 180-187 (2006).
83. Stone JH, Merkel PA, Spiera R *et al*: Rituximab versus ciclofosfamida para vasculite associada a ANCA. *N Engl J Med* 363(3), 221-232 (2010).
84. Jones RB, Tervaert JW, Hauser T *et al*: Rituximab versus ciclofosfamida na vasculite renal associada a ANCA. *N Engl J Med* 363(3), 211-220 (2010).
85. Calvo-Alen J, Silva-Fernandez L, Ucar-Angulo E *et al*: SER declaração de consenso sobre o uso de terapia biológica para lúpus eritematoso sistémico. *Reumatol Clin* 9(5), 281-296 (2013).
86. Chan OT, Madaio MP, Shlomchik MJ: Os papéis centrais e múltiplos das células B na patogénese do lúpus. *Immunol Rev* 169, 107-121 (1999).
87. Furie R, Petri M, Zamani O *et al*: A phase III, randomized, placebo-controlled study of belimumab, a monoclonal antibody that inhibits B lymphocyte stimulator, in patients with systemic lupus erythematosus. *Arthritis Rheum* 63(12), 3918-3930 (2011).
88. Leandro MJ, Edwards JC, Cambridge G, Ehrenstein MR, Isenberg DA: Um estudo aberto da depleção de linfócitos B no lúpus eritematoso sistémico. *Arthritis Rheum* 46(10), 2673-2677 (2002).
89. Leandro MJ, Cambridge G, Edwards JC, Ehrenstein MR, Isenberg DA: Depleção de células B no tratamento de pacientes com lúpus eritematoso sistémico: uma análise longitudinal de 24 pacientes. *Rheumatology (Oxford)* 44(12), 1542-1545 (2005).
90. Ng KP, Leandro MJ, Edwards JC, Ehrenstein MR, Cambridge G, Isenberg DA: Repeated B cell depletion in treatment of refractory systemic lupus erythematosus. *Ann Rheum Dis* 65(7), 942-945 (2006).
91. Cambridge G, Leandro MJ, Teodorescu M *et al*: B cell depletion therapy in systemic lupus erythematosus: effect on autoantibody and antimicrobial antibody profiles. *Arthritis Rheum* 54(11), 3612-3622 (2006).
92. Ng KP, Cambridge G, Leandro MJ, Edwards JC, Ehrenstein M, Isenberg DA: Terapia de depleção de células B no lúpus eritematoso sistémico: acompanhamento a longo prazo e indicadores de resposta. *Ann Rheum Dis* 66(9), 1259-1262 (2007)
93. Lu TY, Ng KP, Cambridge G *et al*: A retrospective seven-year analysis of the use of B cell depletion therapy in systemic lupus erythematosus at University College London Hospital: the first fifty patients. *Arthritis Rheum* 61(4), 482-487 (2009)
94. Edwards JC, Cambridge G, Leandro MJ: Terapia de depleção de células B na doença reumática. *Best Pract Res Clin Rheumatol* 20(5), 915-928 (2006)
95. Sfikakis PP, Boletis JN, Tsokos GC: Rituximab anti-B-cell therapy in systemic lupus erythematosus: pointing to the future. *Curr Opin Rheumatol* 17(5), 550557 (2005)
96. Jonsdottir T, Gunnarsson I, Risselada A, Henriksson EW, Klareskog L, Van Vollenhoven RF: Tratamento de LES refratário com rituximab mais ciclofosfamida: efeitos clínicos, alterações serológicas e preditores de resposta. *Ann Rheum* Dis 67(3), 330-334 (2008)
97. Terrier B, Amoura Z, Ravaud P *et al*: Safety and efficacy of rituximab in systemic lupus erythematosus: results from 136 patients from the French AutoImmunity and Rituximab registry. *Arthritis Rheum* 62(8), 2458-2466 (2010)

98. Iaccarino L, Bartoloni E, Carli L *et al*: Eficácia e segurança do uso off-label de rituximab no lúpus refratário: dados do Registo Multicêntrico Italiano. *Clin Exp Rheumatol* 33(4), 449-456 (2015)
99. Fernandez-Nebro A, De La Fuente JL, Carreno L *et al*: Estudo longitudinal multicêntrico da depleção de linfócitos B no lúpus eritematoso sistémico refratário: o estudo LESIMAB. *Lupus* 21(10), 1063-1076 (2012)
100. Pepper R, Griffith M, Kirwan C *et al*: Rituximab é um tratamento eficaz para a nefrite lúpica e permite uma redução dos esteróides de manutenção. *Nephrol Dial Transplant* 24(12), 3717-3723 (2009)
101. Diaz-Lagares C, Croca S, Sangle S *et al*: Eficácia do rituximab em 164 pacientes com nefrite lúpica comprovada por biópsia: dados agrupados de coortes europeias. *Autoimmun Rev* 11(5), 357-364 (2012)
102. Merrill JT, Neuwelt CM, Wallace DJ *et al*: Efficacy and safety of rituximab in moderately-to-severely active systemic lupus erythematosus: the randomized, double-blind, phase II/III systemic lupus erythematosus evaluation of rituximab trial. *Arthritis Rheum* 62(1), 222-233 (2010)
103. Rovin BH, Furie R, Latinis K *et al*: Eficácia e segurança do rituximab em pacientes com nefrite lúpica proliferativa ativa: o estudo Lupus Nephritis Assessment with Rituximab. *Arthritis Rheum* 64(4), 1215-1226 (2012)
104. Kroese FG, Abdulahad WH, Haacke E, Bos NA, Vissink A, Bootsma H: Hiperatividade das células B na síndrome de Sjogren primária. *Expert Rev Clin Immunol* 10(4), 483-499 (2014)
105. Devauchelle-Pensec V, Pennec Y, Morvan J *et al*: Melhoria da síndrome de Sjogren após duas infusões de rituximab (anti-CD20). *Arthritis Rheum* 57(2), 310-317 (2007)
106. Dass S, Bowman SJ, Vital EM *et al*: Reduction of fatigue in Sjogren syndrome with rituximab: results of a randomised, double-blind, placebo-controlled pilot study. *Ann Rheum* Dis 67(11), 1541-1544 (2008)
107. Gottenberg JE, Cinquetti G, Larroche C *et al*: Eficácia do rituximab nas manifestações sistémicas da síndrome de Sjogren primária: resultados em 78 doentes do registo AutoImmune e Rituximab. *Ann Rheum Dis* 72(6), 1026-1031 (2013).
108. Devauchelle-Pensec V, Mariette X, Jousse-Joulin S *et al*: Tratamento da síndrome de Sjogren primária com rituximab: um estudo randomizado. *Ann Intern Med* 160(4), 233-242 (2014).
109. Brown S, Navarro Coy N, Pitzalis C *et al*: O protocolo TRACTISS: um ensaio clínico randomizado, duplo-cego, controlado por placebo, de terapia anti-células B em pacientes com Síndrome de Sjogren primária. *BMC Musculoskelet Disord* 15, 21 (2014).
110. Dalakas MC, Hohlfeld R: Polymyositis and dermatomyositis. *Lancet* 362(9388), 971-982 (2003).
111. Lambotte O, Kotb R, Maigne G, Blanc FX, Goujard C, Delfraissy JF: Eficácia do rituximab na polimiosite refractária. *J Rheumatol* 32(7), 1369-1370 (2005).
112. Mok CC, Ho LY, To CH: Rituximab for refractory polymyositis: an open-label prospective study. *J Rheumatol* 34(9), 1864-1868 (2007).
113. Majmudar S, Hall HA, Zimmermann B: Treatment of adult inflammatory myositis with rituximab: an emerging therapy for refractory patients. *J Clin Rheumatol* 15(7), 338-340 (2009).
114. Munoz-Beamud F, Isenberg DA: Rituximab como uma terapia alternativa eficaz em miopatias inflamatórias idiopáticas refratárias. *Clin Exp Rheumatol* 31(6), 896-903 (2013).
115. Oddis CV, Reed AM, Aggarwal R *et al*: Rituximab no tratamento de dermatomiosite refratária adulta e juvenil e polimiosite adulta: um estudo randomizado de fase placebo. *Arthritis Rheum* 65(2), 314-324 (2013).
116. Scully M, Mcdonald V, Cavenagh J *et al*: A phase 2 study of the safety and efficacy of rituximab with plasma exchange in acute acquired thrombocytopenic thrombocytopenic purpura. *Blood* 118(7), 1746-1753 (2011).
117. Furlan M, Robles R, Solenthaler M, Wassmer M, Sandoz P, Lammle B: Deficient activity of von Willebrand fator-cleaving protease in chronic relapsing thrombocytopenic

purpura. *Blood* 89(9), 3097-3103 (1997).

118. Furlan M, Robles R, Galbusera M *et al.*: von Willebrand fator-cleaving protease in thrombotic thrombocytopenic purpura and the hemolytic-uremic syndrome. *N Engl J Med* 339(22), 1578-1584 (1998).

119. Ferrari S, Mudde GC, Rieger M, Veyradier A, Kremer Hovinga JA, Scheiflinger F: Distribuição de subclasses de IgG de anticorpos anti-ADAMTS13 em doentes com púrpura trombocitopénica trombótica adquirida. *J Thromb Haemost* 7(10), 17031710 (2009).

120. Scully M, Hunt BJ, Benjamin S *et al*: Guidelines on the diagnosis and management of thrombotic thrombocytopenic purpura and other thrombotic microangiopathies. *Br J Haematol* 158(3), 323-335 (2012).

121. Mcdonald V, Manns K, Mackie IJ, Machin SJ, Scully MA: Rituximab pharmacokinetics during the management of acute idiopathic thrombocytopenic thrombocytopenic purpura. *J Thromb Haemost* 8(6), 1201-1208 (2010).

122. Stasi R, Pagano A, Stipa E, Amadori S: Tratamento com anticorpo monoclonal quimérico anti-CD20 Rituximab em adultos com púrpura trombocitopénica idiopática crónica. *Blood* 98(4), 952-957 (2001).

123. Heidel F, Lipka DB, Von Auer C, Huber C, Scharrer I, Hess G: A adição de rituximab à terapêutica padrão melhora a taxa de resposta e a sobrevivência sem progressão na púrpura trombocitopénica trombótica recidivante ou refractária e na anemia hemolítica autoimune. *Thromb Haemost* 97(2), 228-233 (2007).

124. Scully M, Cohen H, Cavenagh J *et al*: Remission in acute refractory and relapsing thrombocytopenic thrombocytopenic purpura following rituximab is associated with a reduction in IgG antibodies to ADAMTS-13. *Br J Haematol* 136(3), 451-461 (2007).

125. Froissart A, Buffet M, Veyradier A *et al*: Eficácia e segurança do rituximab de primeira linha na púrpura trombocitopénica trombótica grave adquirida com uma resposta subóptima à troca de plasma. Experiência do Centro de Referência Francês de Microangiopatias Trombóticas. *Crit Care Med* 40(1), 104-111 (2012).

126. Westwood JP, Webster H, Mcguckin S, Mcdonald V, Machin SJ, Scully M: Rituximab para púrpura trombocitopénica trombótica: benefício da administração precoce durante episódios agudos e utilização de profilaxia para evitar recaídas. *J Thromb Haemost* 11(3), 481-490 (2013).

127. Scully M: Rituximab no tratamento do TTP. *Hematologia* 17 Suppl 1, S22-24 (2012).

128. Moore PA, Belvedere O, Orr A *et al.*: BLyS: membro da família do fator de necrose tumoral e estimulador de linfócitos B. *Science* 285(5425), 260-263 (1999).

129. Schneider P, Mackay F, Steiner V *et al*: BAFF, um novo ligando da família do fator de necrose tumoral, estimula o crescimento das células B. *J Exp Med* 189(11), 1747-1756 (1999).

130. Bossen C, Schneider P: BAFF, APRIL e os seus receptores: estrutura, função e sinalização. *Semin Immunol* 18(5), 263-275 (2006).

131. Mackay F, Schneider P, Rennert P, Browning J: BAFF AND APRIL: a tutorial on B cell survival. *Annual review of immunology* 21, 231-264 (2003).

132. Mackay F, Schneider P: Cracking the BAFF code. *Nat Rev Immunol* 9(7), 491502 (2009).

133. Day ES, Cachero TG, Qian F *et al*: Selectivity of BAFF/BLyS and APRIL for binding to the TNF family receptors BAFFR/BR3 and BCMA. *Biochemistry* 44(6), 1919-1931 (2005).

134. Marsters SA, Yan M, Pitti RM, Haas PE, Dixit VM, Ashkenazi A: Interação dos homólogos do TNF BLyS e APRIL com os homólogos do recetor do TNF BCMA e TACI. *Curr Biol* 10(13), 785-788 (2000).

135. Salzer U, Jennings S, Grimbacher B: To switch or not to switch - the opposing roles of TACI in terminal B cell differentiation. *Eur J Immunol* 37(1), 17-20 (2007).

136. Kaur K, Chowdhury S, Greenspan NS, Schreiber JR: Decreased expression of tumor necrosis fator family receptors involved in humoral immune responses in preterm neonates. *Blood* 110(8), 2948-2954 (2007).

137. Kreuzaler M, Rauch M, Salzer U *et al*: Soluble BAFF levels inversely correlate with peripheral B cell numbers and the expression of BAFF receptors. *J Immunol* 188(1), 497-

503 (2012).
138. Darce JR, Arendt BK, Wu X, Jelinek DF: Regulated expression of BAFF- binding receptors during human B cell differentiation. *J Immunol* 179(11), 72767286 (2007).
139. Bishop GA, Hostager BS, Brown KD: Mechanisms of TNF recetor-associated fator (TRAF) regulation in B lymphocytes. *J Leukoc Biol* 72(1), 19-23 (2002).
140. Bishop GA: The multifaceted roles of TRAFs in the regulation of B-cell function. *Nat Rev Immunol* 4(10), 775-786 (2004).
141. Ni CZ, Oganesyan G, Welsh K *et al*: Key molecular contacts promote recognition of the BAFF recetor by TNF recetor-associated fator 3: implications for intracellular signaling regulation. *J Immunol* 173(12), 73947400 (2004).
142. Miller JP, Stadanlick JE, Cancro MP: Space, selection, and surveillance: setting boundaries with BLyS. *J Immunol* 176(11), 6405-6410 (2006).
143. Cancro MP, D'cruz DP, Khamashta MA: O papel do estimulador de linfócitos B (BLyS) no lúpus eritematoso sistémico. *J Clin Invest* 119(5), 1066-1073 (2009).
144. Cancro MP: The BLyS family of ligands and receptors: an archetype for nichespecific homeostatic regulation. *Immunol Rev* 202, 237-249 (2004).
145. Thien M, Phan TG, Gardam S *et al.*: Excess BAFF rescues self-reactive B cells from peripheral deletion and allows them to enter forbidden follicular and marginal zone niches. *Immunity* 20(6), 785-798 (2004).
146. Hondowicz BD, Alexander ST, Quinn WJ, 3rd *et al*: The role of BLyS/BLyS receptors in anti-chromatin B cell regulation. *Int Immunol* 19(4), 465-475 (2007).
147. Cancro MP: Signalling crosstalk in B cells: managing worth and need. *Nat Rev Immunol* 9(9), 657-661 (2009).
148. Sellam J, Miceli-Richard C, Gottenberg JE *et al*: Decreased B cell activating fator recetor expression on peripheral lymphocytes associated with increased disease activity in primary Sjogren's syndrome and systemic lupus erythematosus. *Ann Rheum Dis* 66(6), 790-797 (2007).
149. Thomas MR, Machin SJ, Mackie I, Scully MA: O fator de ativação das células B está elevado na púrpura trombocitopénica trombótica idiopática aguda. *Br J Haematol* 155(5), 620-622 (2011).
150. Darce JR, Arendt BK, Chang SK, Jelinek DF: Divergent effects of BAFF on human memory B cell differentiation into Ig-secreting cells. *J Immunol* 178(9), 5612-5622 (2007).
151. Goenka R, Scholz JL, Sindhava VJ, Cancro MP: Novos papéis para a família BLyS/BAFF em nichos de células B experientes em antigénios. *Cytokine Growth Fator Rev* 25(2), 107-113 (2014).
152. Goenka R, Matthews AH, Zhang B *et al.*: Local BLyS production by T follicular cells mediates retention of high affinity B cells during affinity maturation. *J Exp Med* 211(1), 45-56 (2014).
153. Cambridge G, Isenberg DA, Edwards JC *et al*: B cell depletion therapy in systemic lupus erythematosus: relationships among serum B lymphocyte stimulator levels, autoantibody profile and clinical response. *Ann Rheum Dis* 67(7), 1011-1016 (2008).
154. Lavie F, Miceli-Richard C, Ittah M, Sellam J, Gottenberg JE, Mariette X: Aumento do fator de ativação de células B da família TNF (BAFF) após o tratamento com rituximab: perspectivas sobre um novo sistema de regulação da produção de BAFF. *Ann Rheum Dis* 66(5), 700-703 (2007).
155. Ng LG, Sutherland AP, Newton R *et al*: B cell-activating fator belonging to the TNF family (BAFF)-R is the principal BAFF recetor facilitating BAFF costimulation of circulating T and B cells. *J Immunol* 173(2), 807-817 (2004).
156. Yan M, Brady JR, Chan B *et al*: Identification of a novel recetor for B lymphocyte stimulator that is mutated in a mouse strain with severe B cell deficiency. *Curr Biol* 11(19), 1547-1552 (2001).
157. Warnatz K, Salzer U, Rizzi M *et al.*: A deficiência do recetor do fator de ativação de células B está associada a uma síndrome de deficiência de anticorpos de início na idade adulta em humanos. *Proc Natl Acad Sci U S A* 106(33), 13945-13950 (2009).
158. Rodig SJ, Shahsafaei A, Li B, Mackay CR, Dorfman DM: BAFF-R, o principal recetor

do fator de ativação das células B, é expresso na maioria das células B maduras e nas doenças linfoproliferativas das células B. *Human pathology* 36(10), 1113-1119 (2005).
159. Hardy RR, Hayakawa K: B cell development pathways. *Annual review of immunology* 19, 595-621 (2001).
160. Sims GP, Ettinger R, Shirota Y, Yarboro CH, Illei GG, Lipsky PE: Identificação e caraterização de células B transitórias humanas circulantes. *Blood* 105(11), 4390-4398 (2005).
161. Tiller T, Tsuiji M, Yurasov S, Velinzon K, Nussenzweig MC, Wardemann H: Autoreactivity in human IgG+ memory B cells. *Immunity* 26(2), 205-213 (2007).
162. Hsu BL, Harless SM, Lindsley RC, Hilbert DM, Cancro MP: Cutting edge: BLyS enables survival of transitional and mature B cells through distinct mediators. *J Immunol* 168(12), 5993-5996 (2002).
163. Hymowitz SG, Patel DR, Wallweber HJ *et al*: Structures of APRIL-recetor complexes: like BCMA, TACI employs only a single cysteine-rich domain for high affinity ligand binding. *J Biol Chem* 280(8), 7218-7227 (2005).
164. Roschke V, Sosnovtseva S, Ward CD *et al*: BLyS e APRIL formam heterotrímeros biologicamente activos que são expressos em doentes com doenças reumáticas sistémicas de base imunitária. *J Immunol* 169(8), 4314-4321 (2002).
165 . Stavnezer J, Guikema JE, Schrader CE: Mechanism and regulation of class switch recombination. *Revisão anual da imunologia* 26, 261-292 (2008).
166. Litinskiy MB, Nardelli B, Hilbert DM *et al*: DCs induce CD40-independent immunoglobulin class switching through BLyS and APRIL. *Nat Immunol* 3(9), 822-829 (2002).
167. Pan-Hammarstrom Q, Salzer U, Du L *et al*: Reexamining the role of TACI coding variants in common variable immunodeficiency and selective IgA deficiency. *Nat Genet* 39(4), 429-430 (2007).
168. He B, Santamaria R, Xu W *et al.*: O ativador transmembranar TACI desencadeia a mudança de classe de imunoglobulina activando as células B através do adaptador MyD88. *Nat Immunol* 11(9), 836-845 (2010).
169. Castigli E, Wilson SA, Scott S *et al*: TACI and BAFF-R mediate isotype switching in B cells. *J Exp Med* 201(1), 35-39 (2005).
170. Seshasayee D, Valdez P, Yan M, Dixit VM, Tumas D, Grewal IS: Loss of TACI causes fatal lymphoproliferation and autoimmunity, establishing TACI as an inhibitory BLyS recetor. *Immunity* 18(2), 279-288 (2003).
171. Sakurai D, Kanno Y, Hase H, Kojima H, Okumura K, Kobata T: TACI attenuates antibody production costimulated by BAFF-R and CD40. *Eur J Immunol* 37(1), 110-118 (2007).
172. Sakurai D, Hase H, Kanno Y, Kojima H, Okumura K, Kobata T: TACI regula a produção de IgA por APRIL em colaboração com HSPG. *Blood* 109(7), 29612967 (2007).
173. Castigli E, Wilson SA, Garibyan L *et al*: TACI is mutant in common variable immunodeficiency and IgA deficiency. *Nat Genet* 37(8), 829-834 (2005).
174. Salzer U, Chapel HM, Webster AD *et al*: Mutações em TNFRSF13B que codificam TACI estão associadas à imunodeficiência comum variável em humanos. *Nat Genet* 37(8), 820-828 (2005).
175. Castigli E, Wilson SA, Elkhal A, Ozcan E, Garibyan L, Geha RS: Transmembrane activator and calcium modulator and cyclophilin ligand interactor enhances CD40-driven plasma cell differentiation. *J Allergy Clin Immunol* 120(4), 885-891 (2007).
176. Gras MP, Laabi Y, Linares-Cruz G *et al.*: BCMAp: uma proteína de membrana integral no aparelho de Golgi de linfócitos B maduros humanos. *Int Immunol* 7(7), 1093-1106 (1995).
177. O'connor BP, Raman VS, Erickson LD *et al.*: BCMA is essential for the survival of long-lived bone marrow plasma cells. *J Exp Med* 199(1), 91-98 (2004).
178. Novak AJ, Darce JR, Arendt BK *et al*: Expression of BCMA, TACI, and BAFF-R in multiple myeloma: a mechanism for growth and survival. *Blood* 103(2), 689-694 (2004).
179. Kim J, Gross JA, Dillon SR, Min JK, Elkon KB: O aumento da expressão de BCMA no lúpus marca as células B activadas, e o envolvimento do recetor BCMA melhora a

resposta à estimulação TLR9. *Autoimmunity* 44(2), 69-81 (2011).
180. Koarada S, Tada Y, Sohma Y *et al*: Autoantibody-producing RP105(-) B cells, from patients with systemic lupus erythematosus, showed more preferential expression of BCMA compared with BAFF-R than normal subjects. *Rheumatology (Oxford)* 49(4), 662-670 (2010).
181. Zhao LD, Li Y, Smith MF, Jr. *et al*: Expressions of BAFF/BAFF receptors and their correlation with disease activity in Chinese SLE patients. *Lupus* 19(13), 1534-1549 (2010).
182. Leandro MJ, Cambridge G: Expressão do fator de ativação das células B (BAFF) e dos receptores de ligação ao BAFF na artrite reumatoide. *J Rheumatol* 40(8), 1247-1250 (2013).
183. Edwards JC, Cambridge G, Leandro MJ: Repeated B-cell depletion in clinical practice (Depleção repetida de células B na prática clínica*)*. *Rheumatology (Oxford)* 46(9), 1509 (2007).
184. Blanco F.J. Canete J.D., Pablos J.L.: Tëcuicas de investigação basica em reumatolog^a. 2, 43-54 (2005).
185. Schaffer AA, Pfannstiel J, Webster AD, Plebani A, Hammarstrom L, Grimbacher B: A análise de famílias com imunodeficiência comum variável (CVID) e deficiência de IgA sugere a ligação da CVID ao cromossoma 16q. *Hum Genet* 118(6), 725-729 (2006).
186. Wu YC, Kipling D, Dunn-Walters DK: The relationship between CD27 negative and positive B cell populations in human peripheral blood. *Front Immunol* 2, 81 (2011).
187. Quartuccio L, Di Bidino R, Ruggeri M *et al*: Análise de custo-efetividade de dois regimes de retratamento de Rituximab para artrite reumatoide de longa data. *Arthritis Care Res (Hoboken)*, (2015).
188. Edwards JC, Leandro MJ, Cambridge G: Terapia de depleção de linfócitos B com rituximab na artrite reumatoide. *Rheum Dis Clin North Am* 30(2), 393-403, viii (2004).
189. Emery P, Mease PJ, Rubbert-Roth A *et al*: Retreatment with rituximab based on a treatment-to-target approach provides better disease control than treatment as needed in patients with rheumatoid arthritis: a retrospective pooled analysis. *Rheumatology (Oxford)* 50(12), 2223-2232 (2011).
190. Smith V, Van Praet JT, Vandooren B *et al*: Rituximab na esclerose sistémica cutânea difusa: um estudo clínico e histopatológico aberto. *Ann Rheum Dis* 69(1), 193-197 (2010).
191. Dudler J, Finckh A, Kyburz D *et al*: Swiss consensus statement: Recomendações para otimizar o re-tratamento com MabThera (rituximab) na artrite reumatoide. *Swiss Med Wkly* 140, w13073 (2010).
192. Reiche BE, Ohrndorf S, Feist E, Messerschmidt J, Burmester GR, Backhaus M: Utilidade do ultrassom power Doppler para a previsão de re-terapia com rituximab na artrite reumatoide: um estudo prospetivo de pacientes com artrite reumatoide de longa data. *Arthritis Care Res (Hoboken)* 66(2), 204-216 (2014).
193. Muhammad K, Roll P, Einsele H, Dorner T, Tony HP: Aquisição tardia de hipermutações somáticas em receptores de células B de memória IGD+CD27+ repovoados após tratamento com rituximab. *Arthritis Rheum* 60(8), 2284-2293 (2009).
194. Iwata S, Saito K, Tokunaga M, Tanaka Y: Persistência da desregulação das células B de memória após 6 anos de remissão induzida pela terapia com rituximab em doentes com lúpus eritematoso sistémico. *Lupus*, (2013).
195. Ireland JM, Unanue ER: O processamento de proteínas em vesículas autofágicas de células apresentadoras de antigénios gera péptidos citrulinados reconhecidos pelo sistema imunitário. *Autophagy* 8(3), 429-430 (2012).
196. Avery DT, Kalled SL, Ellyard JI *et al*: BAFF aumenta seletivamente a sobrevivência de plasmablastos gerados a partir de células B de memória humanas. *J Clin Invest* 112(2), 286-297 (2003).
197. Bossen C, Cachero TG, Tardivel A *et al*: TACI, ao contrário de BAFF-R, é apenas ativado por BAFF oligomérico e APRIL para apoiar a sobrevivência de células B activadas e plasmablastos. *Blood* 111(3), 1004-1012 (2008).
198. Rachid R, Castigli E, Geha RS, Bonilla FA: Mutação TACI na imunodeficiência comum

variável e na deficiência de IgA. *Curr Allergy Asthma Rep* 6(5), 357-362 (2006).
199. Carter RH, Zhao H, Liu X *et al.*: Expression and occupancy of BAFF-R on B cells in systemic lupus erythematosus. *Arthritis Rheum* 52(12), 3943-3954 (2005).
200. Cancro MP: Vivendo em contexto com o fator de sobrevivência BAFF. *Immunity* 28(3), 300-301 (2008).
201. Rudnicka W, Burakowski T, Warnawin E *et al*: Functional TLR9 modulates bone marrow B cells from rheumatoid arthritis patients. *Eur J Immunol* 39(5), 1211-1220 (2009).
202. Edwards JC, Cambridge G: B-cell targeting in rheumatoid arthritis and other autoimmune diseases. *Nat Rev Immunol* 6(5), 394-403 (2006).

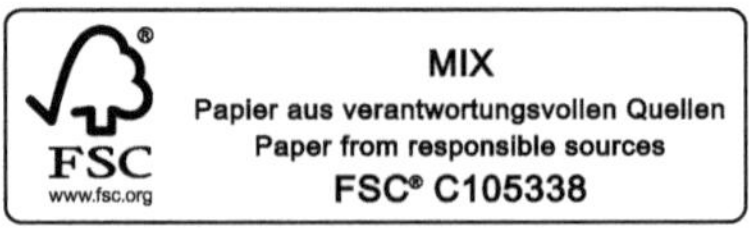

Printed by Books on Demand GmbH, Norderstedt / Germany